Nele Klein

Die Infektiöse Bronchitis beim Haushuhn

Stand der Diskussion
um Krankheitsverlauf, Diagnostik
und Schutzmaßnahmen

Diplomica Verlag GmbH

Klein, Nele: Die Infektiöse Bronchitis beim Haushuhn: Stand der Diskussion um Krankheitsverlauf, Diagnostik und Schutzmaßnahmen.
Hamburg, Diplomica Verlag GmbH 2013

Buch-ISBN: 978-3-8428-9732-8
PDF-eBook-ISBN: 978-3-8428-4732-3
Druck/Herstellung: Diplomica® Verlag GmbH, Hamburg, 2013

Bibliografische Information der Deutschen Nationalbibliothek:
Die Deutsche Nationalbibliothek verzeichnet diese Publikation in der Deutschen Nationalbibliografie; detaillierte bibliografische Daten sind im Internet über http://dnb.d-nb.de abrufbar.

Hermannstal 119k, 22119 Hamburg
http://www.diplomica-verlag.de, Hamburg 2013
Printed in Germany

Tabellenverzeichnis

Abbildungsverzeichnis

Abkürzungen

Abb.	Abbildung
AGP	Agargelpräzipitation
ARE	Akute respiratorische Erkrankung
bp	Basenpaare
bspw.	beispielsweise
bzw.	beziehungsweise
ca.	circa
CAM	Chorioallantoismembran
cDNA	komplementäre DNA
CRD	Chronic Respiratory Disease (chronische Erkrankung der Atemwege)

dATP	Desoxyadenosintriphosphat
dCTP	Desoxycytidintriphosphat
dGTP	Desoxyguanintriphosphat
d. h.	das heißt
dNTP	Desoxynukleosidtriphosphat
dTTP	Desoxythymidintriphosphat
E. coli	*Escherichia coli*
EDS	Egg-Drop-Syndrome
EID_{50}	Embryo-infektiöse Dosis 50%
ELISA	Enzym Linked Immunosorbent Assay
ER	Endoplasmatisches Retikulum
et al.	und andere (et alii)
FLI	Friedrich-Loeffler-Institut
HAH	Hämagglutinationshemmtest
IB	Infektiöse Bronchitis
IBV	Virus der Infektiösen Bronchitis
ID	infektiöse Dosis
ILT	Infektiöse Laryngotracheitis
inkl.	inklusive
ISCOM	Immune Stimulating Complexes
k. A.	keine Angabe
kDa	Kilodalton
KT	Kühlschranktemperatur
min.	Minute
ml	Milliliter
mRNA	messenger RNA (Boten-RNA)

ND	Newcastle-Disease (Newcastle-Krankheit)
nm	Nanometer
N.N.-Form	Nephritis-Nephrose-Form
NS	Nichtstrukturprotein
ORF	open reading frame
O. rhinotracheale	*Ornithobacterium rhinotracheale*
PCR	Polymerase Chain Reaction (Polymerasekettenreaktion)
PEI	Paul-Ehrlich-Institut
pH	Negativer Logarithmus der Wasserstoffkonzentration
p.i.	nach der Infektion (post infectionem)
Rep.	Replikase (virale Polymerase)
Resp. Form	Respiratorische Form
RFLP	Restriction Fragment Length Polymorphismus (Restriktionsfragmentlängen Polymorphismus)
RNA	Ribonukleinsäure
RT	Raumtemperatur
RT-PCR	Reverse Transkriptase Polymerasekettenreaktion
s.	siehe
sog.	sogenannte
Spez. Form	Spezielle Form
SPF	spezifisch-pathogen-frei
Tab.	Tabelle
Taq	*Thermus aquaticus*
TierSG	Tierseuchengesetz
u. a.	unter anderem
UK	United Kingdom
USA	United States of America

UTR	untranslatierte Region
VNT	Virusneutralisationstest
z. B.	zum Beispiel
ZPE	zytopathogener Effekt/ zytopathische Veränderung
°C	Grad Celsius

Inhaltsverzeichnis

1 Einleitung

Die Infektiöse Bronchitis (IB) ist eine durch ein Coronavirus Gruppe 3 verursachte, weltweit enzootisch verbreitete, zyklisch verlaufende und hoch kontagiöse Virus-Infektion, die in sämtlichen Altersstufen der Haushühner (*Gallus gallus*) auftritt, und in erster Linie durch respiratorische Symptome geprägt ist. Sowohl bei Küken als auch bei Jungtieren führt die Infektion mit virulenten Virusstämmen zu einer katarrhalischen Tracheitis und Bronchitis und auch zu hoher Mortalität. Oft schließen sich Sekundärinfektionen durch bspw. Mykoplasmen oder Bakterien mit nachfolgender chronischer Erkrankung der Atemwege (Chronic Respiratory Disease, CRD) an. Im Gegensatz zu Jungtieren zeigen ältere Tiere meist nur leichte oder gar keine Anzeichen einer Atemwegserkrankung in Form einer Entzündung der Trachea und der Bronchien. Bei Legehennen kommt es, hervorgerufen durch Veränderungen des Legeapparats, zu einem plötzlichen, starken Abfall der Legeleistung, verbunden mit einer mangelhaften Eiproduktion bzgl. Außen- und Innenqualität. Infolge der Erkrankung der Atemwege werden bei Jungmastgeflügel Wachstumsdepression und unbefriedigende Futterverwertung beobachtet.

Darüber hinaus kann es durch Infektion mit nephropathogenen Virusstämmen im Besonderen beim Jung- und Mastgeflügel zur Auslösung des „Nephritis-Nephrosis-Syndroms“ kommen. Auf diese Weise kommt es durch Uratansammlung in den Nierentubuli zur Entstehung von Urämie bei hoher Mortalitätsrate.

Insgesamt betrachtet verursachen Infektionen durch das Virus der Infektiösen Bronchitis (IBV) hohe wirtschaftliche Verluste. Um diesen entgegenzuwirken werden weltweit Impfprogramme zur IBV-Bekämpfung durchgeführt. Aufgrund der hohen Kontagiösität und der Mannigfaltigkeit des IBV bzgl. der Antigenität (Serotyp) und Virulenz (Organtropismus) treten jedoch trotz des Einsatzes von attenuierten Lebend- und Inaktivimpfstoffen klinische Ausbrüche auf, so dass nach wie vor ein Bedarf an neuen Impfstoffen und Applikationsmethoden zum Schutz gegen die IB besteht.

In diesem Buch wird ein allgemeiner Überblick über das IBV beim Haushuhn (*Gallus gallus*) gegeben, wobei zunächst vor allem auf das IBV selbst, das Krankheitsbild und die Diagnostik eingegangen wird. Zudem werden auch mögliche Schutzmaßnahmen und Bekämpfung der IB hinsichtlich der hohen wirtschaftlichen Verluste durch IBV-Infektionen aufgezeigt.

2 Das Virus der Infektiösen Bronchitis

2.1 Taxonomische Einordnung

Die Familie der Coronaviridae, welche sich aus den zwei Subfamilien Coronavirinae und Torovirinae (KÖNIG und THIEL, 2011) zusammensetzt, bildet zusammen mit den zwei weiteren Familien Arteriviridae und Roniviridae die Ordnung der Nidovirales (GONZALEZ, 2003) (Abb. 1).

Ordnung Nidovirales

- **Familie** Coronaviridae
  - **Subfamilie** Coronavirinae
  - **Subfamilie** Torovirinae
- **Familie** Arteriviridae
- **Familie** Roniviridae

Abb. 1: Taxonomische Einordnung (nach GONZALEZ, 2003; KÖNIG und THIEL, 2011)

Nach gegenwärtig anerkannter Virusklassifizierung unterscheidet man bei Coronaviren zwischen drei Gruppen. Die Gruppen 1 und 2 infizieren nur Säugetiere, wohingegen der Gruppe 3 die aviären Coronaviren aufgrund des unterschiedlichen Genomaufbaus und der Gensequenzen (CAVANAGH und NAQI, 2003) zuzuordnen sind. Diese Unterteilung beruhte zunächst auf serologischen Untersuchungen, welche in den 1980er Jahren durchgeführt wurden. Die heutige Klassifikation hat ihre Basis in der Sequenzanalyse kompletter Virusgenome (ZIEBUHR, 2010). Die phylogenetische Verwandtschaft der Coronaviren ist in Tabelle 1 dargestellt.

Tab. 1: Humane und animale Coronaviren der genetischen Gruppen 1 bis 3 (modifiziert und ergänzt nach WOERNLE und HAFEZ, 1992; ZIEBUHR, 2010)

Gruppe	Wirt	Coronavirus	Krankheitsbild
Gruppe 1			
	Mensch	HCoV-229E	Akute respiratorische Erkrankung (ARE)
	Schwein	TGEV	Gastroenteritis
	Schwein	PEDV	Enteritis, Epizootische Virusdiarrhoe
	Hund	CCoV	Enteritis
	Katze	FIPV; FCoV	Peritonitis, Enteritis
Gruppe 2			
	Mensch	HCoV-OC43	ARE
	Rind	BCoV	ARE
	Maus	MHV	Enteritis, Hepatitis, Vaskulitis, Enzephalomyelitis, ARE
	Ratte	RtCoV	Erkrankung der oberen Atemwege
Gruppe 3			
	Huhn	IBV	Sinusitis, Tracheitis, Bronchitis, Nephritis, Gonaditis, Enteritis, Pneumonie, Infektion der Intestinal- und Genitaltraktes
	Pute	TCoV	Enteritis

Coronaviren sind stark wirtsspezifisch und infizieren bei Säugetieren und Vögeln meistens Epithelgewebe des Respirations- und Magen-Darm-Trakts sowie speziell bei Vögeln den Legedarm und die Nieren, wobei sich das Krankheitsbild entsprechend der respiratorischen und/oder Magen-Darm-Symptome auszeichnet (s. 2.1; Tab. 1). Bei Coronaviren handelt es sich um behüllte pleomorphe, meist annähernd runde Partikel mit einem Durchmesser von 120-160 nm (CAVANAGH et al., 1995; TRUYEN, 2011) mit ca. 20 nm großen keulenförmigen Glykoproteinen. Den Projektionen bzw. den sog. Spikes, welche sich in der elektronenmikroskopischen Aufnahme als Strahlenkranz (lat.: corona) darstellen (Abb. 2), verdanken diese Viren ihren Namen (SIDDELL et al., 1983).

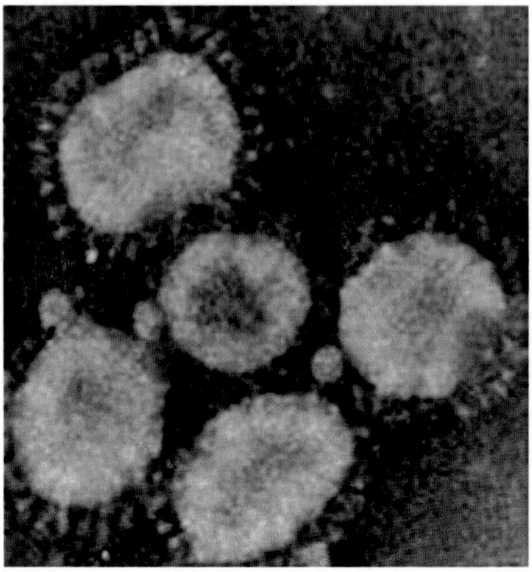

Abb. 2: Elektronenmikroskopische Aufnahme des IBV (nach COOK, 1983)

2.2 Morphologie des Virus der Infektiösen Bronchitis und der Strukturproteine

Bei dem IBV handelt es sich um ein Coronavirus Gruppe 3 von kugelförmiger bis pleomorpher Gestalt mit einem Durchmesser zwischen 60-120 nm (DAVIES und MACNAUGHTON, 1979). Damit gehört es zu den größten RNA-Viren.

Die IB-Viren bestehen aus einer doppelten, lipidhaltigen Membran (BECKER et al., 1967), deren innere Membran 7-8 nm und deren äußere Membran 9-17 nm breit ist (BECKER et al., 1967; HAFEZ und WOERLE, 1992), aus der ca. 20 nm große und an den freien Enden 10 nm breite, keulenförmige Glykoproteine, sog. Spikes, herausragen (HAFEZ und WOERNLE, 1992). Diese setzen sich aus den zwei Untereinheiten S1 und S2 zusammen (KING und CAVANAGH, 1991) und sind für die Infektiösität des Virus und seine Replikation von besonderer Bedeutung (s. 2.4). Die vier Strukturproteine stellen sich als Spikeprotein (S-Protein), Hüllprotein (E-Protein), Membranprotein (M-Protein) und Nuleokapsidprotein (N-Protein) dar. Letzteres bildet im Inneren des IBV mit dem viralen RNA-Genom den helikal angeordneten Ribonukleoproteinkomplex (LAI und CAVANGH, 1997; MODROW et al., 2010). Diese Helix weist einen Durchmesser von 10-20 nm auf (MODROW et al., 2010) (Abb. 3).

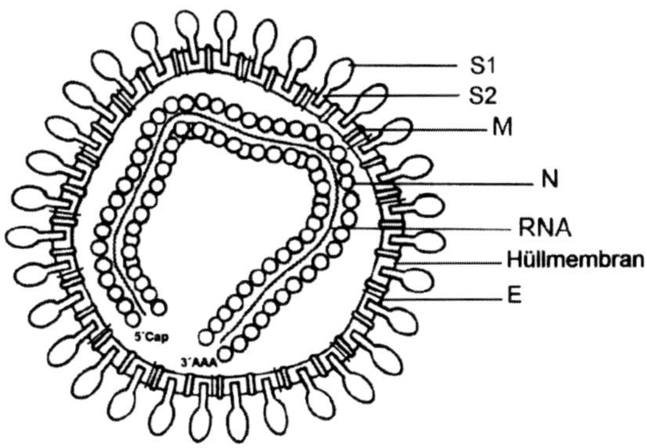

Abb. 3: Schematischer Aufbau der IB-Viruspartikel (modifiziert und ergänzt nach FRANGIPANI, 2002)

Das S-Protein des IBV mit einer Molekularmasse von 174 kDa (CASAIS et al., 2003) setzt sich mittels nichtkovalenter Bindungen (ZIEBUHR, 2010) aus den zwei glykosylierten Untereinheiten S1 und S2 zusammen und ist für die Bindung an zelluläre Rezeptoren sowie für die Fusion mit der Wirtszelle verantwortlich. Die carboxyterminale Untereinheit S2 mit einer Molekularmasse von 84 kDa ist fest in der Membran verankert, während die aminoterminale Untereinheit S1 mit einer Molekularmasse von 92 kDa peripher liegt und keinen oder wenig Kontakt zur Hüllmembran aufweist, sondern den Hauptbestandteil des knolligen Endes des S-Proteins darstellt (STERN und SEFTON, 1982a, 1982b; CAVANAGH et al., 1983a) (Abb. 4). Interpeptidische Disulfidbindungen treten im S-Protein nicht auf und der Verband der Untereinheiten S1 und S2 ist schwach (CAVANAGH, 1983). Die Untereinheit S1 ist die maßgebliche immunogene Komponente des IBV und sowohl für die Infektion als auch für die große Anzahl an IBV-Varianten, bedingt durch die hohe Sequenzvariabilität innerhalb dieser Untereinheit (CAVANAGH und NAQI, 2003), verantwortlich (CAVANAGH, 1983; MOCKETT et al., 1984; CAVANAGH und DAVIS, 1986; CAVANAGH et al., 1986). Diese hohe Variabilität führt zu praktischen Schwierigkeiten bei der Immunprophylaxe und demzufolge zu einem stetigen Bedarf an neuen Impfstoffen und Bekämpfungsstrategien. Desweiteren induziert diese Untereinheit die Bildung sowohl von neutralisierenden als auch von hämagglutinationshemmenden Antikörpern und ermöglicht somit die Hämagglutination (CAVANAGH et al., 1984; MOCKETT et al., 1984).

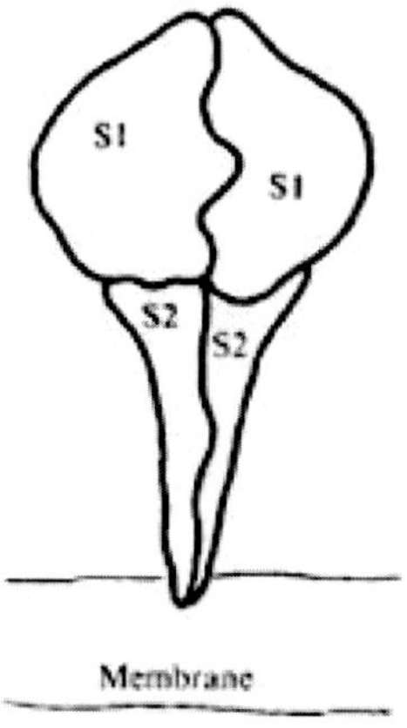

Abb. 4: Modell für das Spikeprotein (S-Protein) des IBV (nach Merck Animal Health, 2012)

Das nicht glykosylierte und membranassoziierte E-Protein besitzt eine Molekularmasse von 9-12 kDa (CAVANAGH, 2005; CAVANAGH, 2007; LAI et al., 2007; ZIEBUHR, 2010) und erfüllt u. a. als integrales Membranprotein (LIU und INGLIS, 1991) eine Funktion bei der Partikelbildung (CAVANAGH, 2005; LAI et al., 2007).

Das M-Protein weist mit seiner aminoterminalen glykosylierten Ektodomäne und der im Inneren des IBV lokalisierten sowie mit dem N-Protein des Nukleokapsids interagierenden, carboxyterminalen Endodomäne eine Molekularmasse von 23-34 kDa auf (CAVANAGH, 1981; STERN et al., 1982; CAVANAGH, 1983). Während des Infektionszyklus bleibt das M-Protein in der Membran des endoplasmatischen Reticulums (ER), wo es in Kombination mit dem E-Protein bei der Partikelbildung eine wichtige Rolle spielt (LAI et al., 2007; MODROW et al., 2010). Die Rolle des M-Proteins hinsichtlich Immunogenität und Pathogenität ist bisher noch unbekannt (XING et al., 2009).

Das im Inneren des IBV lokalisierte phosphorylierte N-Protein (CAVANAGH, 2005; LAI et al., 2007) bildet mit einer Molekularmasse von 50-54 kDa (MOCKETT, 1985; CAVANAGH, 2007) mit dem viralen RNA-Genom den helikal angeordneten Ribonukleoproteinkomplex (LAI und CAVANGH, 1997; MODROW et al., 2010). Zudem interagiert das N-Protein mit der carboxyterminalen Endodomäne des M-Proteins.

2.3 Genom des Virus der Infektiösen Bronchitis

Das Genom des IBV liegt als einsträngige, plusstrangorientierte, nicht segmentierte RNA (ss(+)RNA) mit einer Länge von 27.600 bp vor (WOERNLE und HAFEZ, 1992). Die RNA trägt an ihrem 5´-Ende eine CAP-Struktur und ist am 3´-Ende polyadenyliert (LAI und CAVANAGH, 1997; MODROW et al., 2010; ZIEBUHR, 2010). Sie kodiert (5´ zu 3´) entsprechend der für alle Coronaviren typischen Reihenfolge die vier Strukturproteine S-, M-, N- und E-Protein sowie eine Reihe verschiedener Nichtstrukturproteine (NS), welche teilweise eine Rolle bei der Virusreplikation (CASAIS et al., 2005; HODGSON et al., 2006) und viralen Polymerase (Rep 1a/1b) spielen. Coronaviren lassen sich in Bezug auf die Anzahl und die Lokalisation der Gene der NS unterscheiden. Das IBV besitzt mit Gen-3 und Gen-5 zwei solcher Gene, die die NS 3a/3b und 5a/5b kodieren. Die E-Proteine werden hingegen vom open reading frame (ORF) des Gen-3 kodiert (HODGSON et al., 2006) (Abb. 5).

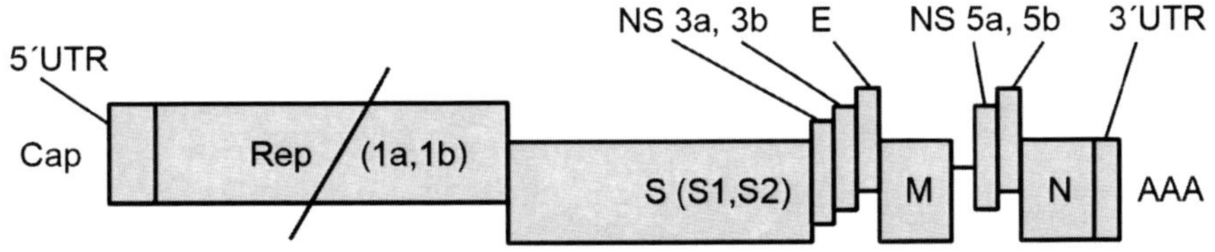

Abb. 5: Genomaufbau des IBV (modifiziert und ergänzt nach ANTAKLI, 2011)

2.4 Replikation des Virus der Infektiösen Bronchitis

Das Virus selbst ist aufgrund der Tatsache, dass es als obligater intrazellulärer Parasit zu keinen Stoffwechselvorgängen fähig ist, von dem Vorhandensein einer Wirtszelle zwecks Virusvermehrung abhängig (TRUYEN, 2011). Die Virusvermehrung besteht aus mehreren, nacheinander ablaufenden Stadien, wobei der Replikationsweg von der Art des Genoms bestimmt wird (Abb. 6).

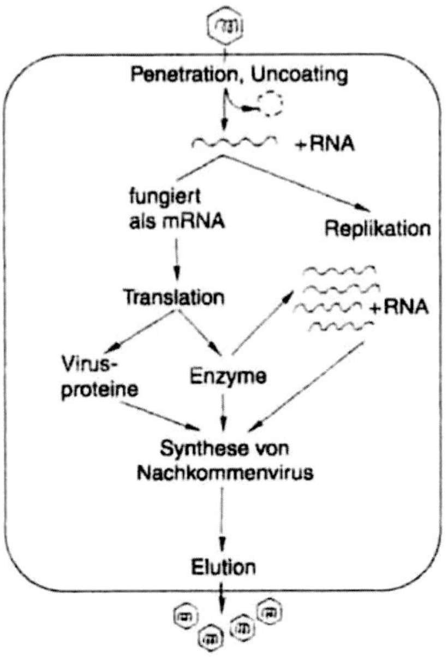

1) Adsorption
2) Penetration
3) Uncoating
4) Transkription von mRNA
5) Synthese von RNA-Polymerase
6) Synthese von genomischen und subgenomischen RNA-Molekülen
7) Synthese von Enzymen und Virusproteinen
8) Zusammenbau
9) Elution

Abb. 6: Wesentliche Phasen der Replikation bei RNA(positiven)-Viren (nach TRUYEN, 2011)

Der erste Schritt im Replikationszyklus des IBV ist die Bindung an eine empfängliche Zelle mittels spezifischer Virusrezeptoren (WINTER, 2005; TRUYEN, 2011). Wenn das IBV spezifisch an den zellulären Rezeptor α2,3-gebundene Sialinsäure (WINTER, 2005; RAHMANN, 2010; ZIEBUHR, 2010) gebunden hat, wird es infolge einer Endozytose in die Zelle aufgenommen (LI und CAVANGH, 1990; LI und CAVANAGH, 1992; WINTER, 2005; ZIEBUHR, 2010). Beim IBV findet der gesamte Zyklus der Reproduktion, welche nach drei bis vier Stunden nach der Infektion (p.i.) nachweisbar ist (WOERNLE und HAFEZ, 1992) und das Maximum bei 37°C zwölf Stunden p.i. mit einhergehenden zytopathischen Veränderungen (ZPE) erreicht (HAFEZ und WOERNLE, 1992), rein zytoplasmatisch in der Wirtszelle statt. Hierbei wird von dem viralen Genom, welches als mRNA wirkt, direkt nach ihrem Freisetzen eine RNAabhängige RNA-Polymerase translatiert, was eine Umschreibung der Plusstrang-RNA in eine Negativstrang-RNA in genomischer Länge nach sich zieht. Dieser Negativstrang dient einerseits als Matrize für die Synthese von neuen genomischen RNA-Molekülen (ZIEBUHR, 2010), andererseits werden von ihm mehrere unterschiedlich lange subgenomische mRNAs, die alle das gleiche 3´-Ende aufweisen, deren 5´-Enden sich jedoch voneinander unterscheiden, ein sog. „nested set", transkribiert (DE VRIES et al., 1997; KÖNIG und THIEL, 2011). Diese subgenomischen mRNAs fungieren als Matrize für die Proteinsynthese (FENNER et al., 1993; MODROW et al., 2010). Hierbei wird jedoch nur der am 5´-Ende liegende Teil der subgenomischen mRNA, welcher nicht in der nächst kürzeren mRNA enthalten ist (FENNER et al., 1993), in ein Protein übersetzt. Dieser Mechanismus kann rekombinante IB-Viren erzeugen (LAI und CAVANAGH, 1997). Die nach ihrer Reifung im Golgi-Apparat innerhalb von drei bis vier Stunden p.i. neu entstandenen Viruspartikel akkumulieren in Transportvesikeln und verlassen die Wirtszelle durch Exozytose, indem sich die Transportvesikel zur Zytoplasmamembran bewegen und mit ihr verschmelzen (FENNER et al., 1993).

2.5 Tenazität des Virus der Infektiösen Bronchitis

Der Begriff Tenazität (lat. tenacitas) bezeichnet in der Mikrobiologie die allgemeine Widerstandsfähigkeit eines Mikroorganismus gegenüber Umwelteinflüssen.

Das IBV besitzt als behülltes Virus eine geringe Tenazität gegenüber chemischen Agenzien wie Äther, Chloroform, Formalin und Oxidationsmittel sowie gegenüber physikalischen Agenzien wie bspw. Belastung, Temperatur und Strahlung. Aufgrund dieser niedrigen Tenazität verliert das IBV leicht die Infektiösität, weshalb speziell auf eine ordnungsgemäße Behandlung bzw. Handhabung von attenuierten Lebendimpfstoffen zu achten ist.

Zur Inaktivierung der Infektiösität des IBV eignen sich alle handelsüblichen Stalldesinfektionsmittel, die in der 13. DVG-Liste für die Tierhaltung, in der Fassung vom 01.06.2011, unter dem Titel 7b „begrenzt viruzid, nur wirksam gegen Viren mit Hülle" aufgeführt sind. So ist das IBV bspw. ätherlabil und wird von Formalin und Oxidationsmitteln inaktiviert. Desweiteren kann das IBV sowohl von 50%igem Chloroform innerhalb von 10 min. bei Raumtemperatur (RT) als auch von 0,1%igem Natriumdesoxycholat in 18 Stunden bei 4°C zerstört werden (CAVANAGH und GELB, 2008).

Die Lebensfähigkeit des IBV gegenüber verschiedenen Temperatureinflüssen ist von Stamm zu Stamm verschieden (WOERNLE und HAFEZ, 1992) und beträgt im Durchschnitt bei Umgebungstemperaturen von 4-30°C über ein Jahr. Im Freien wird aufgrund der Einwirkung von ultravioletter Strahlung diese Überlebenszeit jedoch verkürzt. So tritt im Winter der Verlust der Infektiösität nach 56 Tagen ein, wohingegen im Frühling bzw. Sommer dieser Vorgang bereits nach zwölf Tagen eintritt (CAVANAGH und GELB, 2008). Die meisten IBV-Stämme werden nach 15 min. bei 56°C (HOFSTAD, 1956) oder nach 90 min. bei 45°C inaktiviert (CAVANAGH und NAQI, 1997; CAVANAGH und GELB, 2008), einige IBV-Stämme verlieren hingegen ihre Infektiösität erst nach 160 min. bei 56°C (VON BÜLOW, 1967).

Gegenüber chemischen und physikalischen Agenzien wird die Resistenz stark durch unterschiedliche pH-Werte beeinflusst. Bzgl. des pH-Wertes behält das IBV seine Stabilität in Abhängigkeit von der Belastung, Temperatur und Zeit der Exposition im pH-Bereich 2-12 (CUNNINGHAM, 1970; SINGH et al., 1974; COWEN und HITCHNER, 1975a; OTSUKI et al., 1979a). Die optimale Stabilität liegt bei Lagerung in Phosphatpuffer mit einem pH-Wert von 7,79 vor (CUNNINGHAM, 1970). Starke Basen wie z. B. 5%ige Natronlauge (CUNNIGHAM und STUART, 1946) oder Säuren mit einem pH-Wert von <3 (COWEN und HITCHNER, 1975a) inaktivieren die meisten IB-Viren innerhalb weniger Stunden.

Die Aufbewahrung des IBV in Form von virushaltiger Allantoisflüssigkeit durch Einfrieren bei –30 °C ermöglicht die Erhaltung der Vermehrungsfähigkeit bis zu 24 Jahren (HOFSTAD, 1984). Im Vergleich dazu lässt sich die Vermehrungsfähigkeit auf mindestens 30 Jahre erhöhen, indem die Aufbewahrung in lyophilisierter Form bei Kühlschranktemperatur (KT) stattfindet (HOFSTAD, 1984), wobei die Zugabe von 10%iger Glucoselösung dem IBV mehr Stabilität verleiht (BUTHALA, 1956). Die Überlebensfähigkeit des IBV wird durch die Aufbewahrung der mit IBV infizierten Organe in 50%igem Glycerol verlängert (HOFSTAD, 1984).

2.6 Serotypen des Virus der Infektiösen Bronchitis (Virusvarianten)

Der Serotyp, auch Serovarietas genannt, bezeichnet eine Variante innerhalb einer Unterart von Viren. Diese unterscheiden sich je nach Serotyp hinsichtlich ihrer eigenen antigenen Eigenschaften, welche durch die Oberflächenproteine definiert werden. D. h. der Serotyp eines Virus wird durch seine Oberflächenantigene bestimmt und ist maßgeblich für das Erkennen bzw. das Nichterkennen eines Erregers durch das Immunsystem verantwortlich. Durch die charakteristische Oberflächenstruktur ist es ebenfalls möglich, mittels serologischer Testverfahren eine Serotypisierung durchzuführen.

Bei Erregern, welche viele Serotypen aufweisen, besteht die Problematik, dass in der Regel nur homologe attenuierte Lebend- und Inaktivimpfstoffe wirksam sind, welche speziell gegen die jeweiligen Serotypen entwickelt wurden. Die induzierte Immunität richtet sich dementsprechend nur gegen den im Impfstoff enthaltenen Serotyp.

Das IBV weist eine große Anzahl durch Rekombination (WANG et al., 1993; JIA et al., 1995) oder durch spontane Mutation (WANG und KHAN, 2000) entstehende Serotypen mit hoher Kontagiösität und unterschiedlichen antigenen Eigenschaften und unterschiedlichen Organtropismen auf. Die Antigene des IBV lassen sich in gruppenspezifische Antigene und typspezifische Antigene unterteilen. Bei gruppenspezifischen Antigenen handelt es sich um Antigene, welche allen Stämmen des IBV gemeinsam sind. Die typspezifischen Antigene hingegen unterscheiden sich von Variantstamm zu Variantstamm. Während die gruppenspezifischen Antigene in den Strukturproteinen, wie M- und N-Proteine, lokalisiert sind (KOCH et al., 1986), sind die typspezifischen Antigene Bestandteil der S-Proteine, speziell der Untereinheit S1 (CAVANAGH, 1983; MOKETT et al., 1984; CAVANAGH und DAVIS, 1986; CAVANAGH et al., 1986). Somit unterscheiden sich die Serotypen des IBV in denjenigen Virusbestandteilen, welche die Bildung hämagglutinationshemmender und neutralisierender Antikörper induzieren und sowohl die natürliche Immunitätsbildung als auch die Durchführung von Impfprogrammen erschweren. Mit Hilfe der M- und N-Gene, die M- und N-Proteine kodieren, kann das IBV lediglich detektiert und nicht typisiert werden. Die Typisierung von IBV, welche durch das S-Gen erfolgt, beruht auf den Ergebnissen molekularbiologischer Untersuchungen, mit deren Hilfe bewiesen werden konnte, dass neue IBV durch geringe Änderungen der Aminosäuresequenz der Untereinheit S1 der Spikes entstehen. Diese hohe genetische Variabilität innerhalb des S1-Gens des IBV bedingt das Vorhandensein zahlreicher IBV-Varianten mit unterschiedlichen antigenen Eigenschaften und einem unterschiedlichen Organtropismus (COOK, 1984; COOK und HUGGINS, 1986; CAVANAGH et al., 1997; CAVANAGH und NAQI, 2003). Auf diese Weise werden beim Haushuhn (*Gallus gallus*) Kreuzprotektionen hervorgerufen. Das bedeutet, sie bieten einen Serotyp-übergreifenden (heterologen) Schutz bei den Tieren, den man sich bei der Einstellung der Impfprogramme zu Nutze machen kann. Hierfür werden bevorzugt

Protektotypen, d. h. Serotypen mit dominanten antigenen Eigenschaften, verwendet (TERRINGIO et al., 2008), zu denen bspw. der Serotyp UK-4/91 zählt. Durch die kombinierte Verwendung mehrerer solcher Protektotypen innerhalb eines Impfprogrammes kann ein noch breiterer Schutz erzielt werden (COOK et al., 1999; TERRINGIO et al., 2008). Zum derzeitigen Zeitpunkt werden in Europa bei Erkrankung und Leistungsabfall von Haushühnern (*Gallus gallus*) vor allem folgende Serotypen nachgewiesen (Tab. 2).

Tab. 2: Auflistung der derzeitig in Europa bei Erkrankung und Leistungsabfall von Haushühnern (*Gallus gallus*) nachgewiesenen Serotypen (nach ZANELLA und MARTINO, 1998)

Bezeichnung des IBV-Stammes	**Jahr der Erstbeschreibung**	**Klinische Erscheinungsform**
D-207 *(D274)*[1)]	1981	Respiratorische Form (Resp. Form)
D-212 *(D1466)*[2)]	1981	Resp. Form
UK-4/91 *(793B; CR88121)*[3)]	1991	Spezielle Form (Spez. Form)
QX-China *(D388)*[4)]	1998	Spez. Form
Italian-02	1999	Nephritis-Nephrose-Form (N.-N.-Form)

1) Die Stämme D-207 und D274 gelten als identisch.

2) Die Stämme D-212 und D1466 gelten als identisch.

3) Der Stamm UK-4/91 ist identisch mit den Stämmen 793B und CR88121.

4) Die Stämme D388 und QX-China gelten als identisch.

Zur Untersuchung bzw. Klassifizierung und Differenzierung der antigenen Eigenschaften der Variantstämme des IBV finden verschiedene Testverfahren Anwendung. Zu diesen zählen serologischen Methoden wie Agargelpräzipitation (AGP), Virusneutralisationstests (VNT), Hämagglutinationshemmungstests (HAH), ELISA und die molekularbiologische Methoden wie z. B. die Polymeraskettenreaktion (PCR). Eine einheitliche und validierte Methode zur IBV-Differenzierung und Klassifikation wurde bislang nicht festgelegt, so dass es zu beachten gilt, dass je nach verwendeter Methode eine unterschiedliche Klassifikation der IBV-Isolate erfolgte und somit unter anderem unterschiedliche Virusnamen für denselben Virusstamm verwendet werden. Der Stamm UK-4/91 ist bspw. identisch mit den in Großbritannien und Frankreich isolierten Stämmen 793B und CR88121 (s. 2.6; Tab. 2; Tab. 3). Bei einer Mischinfektion kann es zudem zu einer Rekombination der RNA verschiedener IBV-Stämme kommen (CAVANAGH, 1998). CAVANAGH (1998) schlägt deshalb vor, die Bezeichnung „Virustyp“ anstelle von „Serotyp“ zu verwenden, da eine Bestimmung des Serotyps eigentlich nur mittels serologischer Testverfahren wie bspw. VNT möglich ist. Demnach wird je nach verwendeter Methodik eine Aussage über die Einteilung in bspw. mittels ELISA Immunotyp, mittels PCR Genotyp und mittels Impf- und Infektionsversuchen Protektotypen gemacht.

Der 1941 von VAN ROEKEL isolierte IBV-Stamm „Massachusetts“, der auch als Virusstamm M41 (Massachusetts-Serotyp) bezeichnet wird, ist der weltweit häufigste IBV-Stamm (VAN ROEKEL et al., 1942; JUNGHERR et al., 1956). Infolgedessen sind die meisten der handelsüblichen Impfstoffe gegen diesen Serotyp gerichtet. Die weiteren weltweit wichtigsten Serotypen der letzten 50 Jahre sind in Tabelle 3 aufgelistet.

Tab. 3: Auflistung der weltweit am meisten beschriebenen Serotypen des IBV (nach ZANELLA und MARTINO, 1998)

Land	**Bezeichnung des IBV-Stammes**	**Jahr der Erstbeschreibung**	**Klinische Erscheinungsform**
USA			
	Massachusetts 41	1941	Resp. Form
	Connecticut 46	1956	Resp. Form
	Iowa 97	1958	Resp. Form
	Iowa 609	1958	Resp. Form
	Holte	1962	N.-N.-Form
	Gray	1962	N.-N.-Form
	JMK	1964	N.-N.-Form
	SE-17	1969	Resp. Form
	Florida	1971	Resp. Form
	Clarke 333	1971	Resp. Form
	Arkansas 99	1973	Resp. Form
	Arkansas 155	1973	Resp. Form
	California G	1975	Resp. Form
	California S	1975	Resp. Form
	Maine 209	1976	Resp. Form
	Maine 212	1976	Resp. Form
	Cal	1991	N.-N.-Form
Europa			
Italien	1731/65-PV	1966	N.-N.-Form
	AZ-446/66	1966	N.-N.-Form
	AZ-693/66	1966	N.-N.-Form
	1663/66-PV	1966	N.-N.-Form

	1677/66/-PV	1966	N.-N.-Form
	215/67-PV	1967	N.-N.-Form
	AZ-529/67	1967	N.-N.-Form
Deutschland	Cuxhaven 10	1969	Resp. Form
	K-4	1969	Resp. Form
Italien	37/69-FO	1969	k. A.
	269/69-PV	1969	k. A.
	AZ-857/72	1972	N.-N.-Form
	AZ-23/74	1974	N.-N.-Form
Niederlande	D-207 *(D274)*[1]	1981	Resp. Form
	D-212 *(D1466)*[2]	1981	Resp. Form
	D-1466	1981	Resp. Form
Italien	AZ-156/81	1981	Resp. Form
Großbritannien	HV-6/81	1982	Resp. Form
Italien	3794/FO	1983	k. A.
Belgien	NP 1648 *(CR-84221)*[3]	1985	N.-N.-Form
Italien	AZ-266/86	1986	k. A.
Frankreich	PL-84084	1986	Resp. Form
	CR-84221 *(NP 1648)*[3]	1987	N.-N.-Form
Großbritannien	UK-4/91 *(793B; CR88121)*[4]	1991	Spez. Form
Niederlande	D-3128	1991	Resp. Form
Italien	Italian-02	1999	N.-N.-Form
Niederlande	D388 *(QX-China)*[5]	2003	Spez. Form
Andere Erdteile			
Australien	Australia T	1962	N.-N.-Form
Neuseeland	Massey/New Zeal.	1967	Resp. Form; N.-N.-Form
Argentinien	Mendendez/Arg. (1716, 1859, 265)	1970	Resp. Form; N.-N.-Form
Japan	Kita 1/Japan	1981	Resp. Form
Marokko	Marokko G	1986	Spez. Form
Japan	MA-87/Japan	1996	N.-N.-Form
China	ST/China	1996	N.-N.-Form
	QX-China *(D388)*[5]	1998	Spez. Form

1) Die Stämme D-207 und D274 gelten als identisch.

2) Die Stämme D-212 und D1466 gelten als identisch.

3) Die Stämme NP 1648 und CR84221 gelten als identisch.

4) Der Stamm UK-4/91 ist identisch mit den in Großbritannien und Frankreich isolierten Stämmen 793B und CR88121.

5) Die Stämme D388 und QX-China gelten als identisch.

3 Die Infektiöse Bronchitis als Erkrankung beim Haushuhn (Gallus gallus)

3.1 Vorkommen und Bedeutung

Zum ersten Mal wurde die IB 1931 im US-Bundesstaat North-Dakota beschrieben (SCHALK und HAWN, 1931). Sie wurde als neuartige Erkrankung der Atemwege bei wenige Tage alten Küken charakterisiert, die mit Atemnot und Apathie einhergeht und bei der eine Mortalität von bis zu 90% beobachtet wurde (SCHALK und HAWN, 1931). Es folgte 1937 die durch BEAUDETTE und HUDSON durchgeführte erste IBV-Anzüchtung im embryonierten Hühnerei (BEAUDETTE und HUDSON, 1937) sowie 1948 der Nachweis des IBV in Europa (England) (ASPLIN, 1948). In den 50er Jahren wurde in Deutschland eine neuartige Erkrankung der Atemwege bei Hühnern diagnostiziert, bei der es sich wahrscheinlich um die IB gehandelt hat (SASSENHOFF, 1950) und 1959 schließlich nachgewiesen wurde (WOERNLE und HAFEZ, 1992). 1962 erschienen in den USA und Australien erstmalig Berichte über das „Nephritis-Nephrosis-Syndrom" (WINTERFIELD und HITCHER, 1962; CUMMING, 1963). Mittlerweile ist diese zyklisch verlaufende und hoch kontagiöse Virus-Infektion aufgrund der Mannigfaltigkeit des IBV bzgl. der Antigenität (Serotyp) und Virulenz (Organtropismus) weltweit verbreitet/nachgewiesen, wobei besonders Länder mit intensiver Geflügelproduktion betroffen sind (CAVANAGH und NAQI, 2003; CALLISON et al., 2005a, 2005b; MAYR, 2006; JONES et al., 2009).

3.2 Epidemiologie und Klinik

Die Aufnahme von IB-Viren erfolgt unabhängig vom Tropismus des Virusstamms über die Schleimhäute im oberen Respirationstrakt, wo bei infizierten Tieren eine Besiedelung und Virusvermehrung (DHINAKAR RAJ und JONES, 1997) wie auch eine Desquamation der oberflächlichen Zellschicht stattfinden. Nach Aufnahme und Vermehrung im oberen Respirationstrakt kommt es entsprechend des Organtropismus des jeweiligen Serotypen zu einer hämatogenen Verbreitung der IB-Viren. Die Organtropismen äußern sich in verschiedenen klinischen Erscheinungs- und Verlaufsformen der Erkrankung beim Haushuhn (*Gallus gallus*). Betroffen sind bspw. Respirationstrakt, Ösophagus, Duodenum, Ileum, Caecum, Rectum, Nieren, die weiblichen Geschlechtsorgane, Bursa fabricii oder Hardersche Drüse (HOFSTAD und YODER, 1966) (Abb. 7).

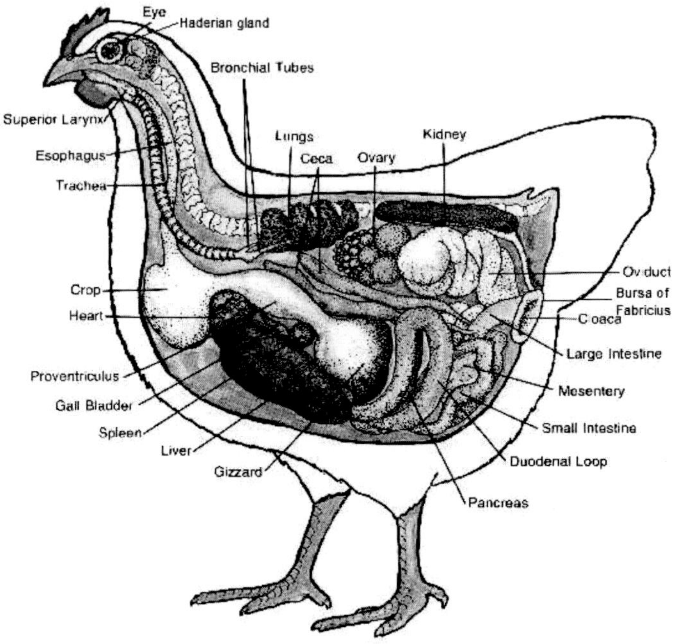

Abb. 7: Anatomie des Haushuhns (*Gallus gallus)* (modifiziert und ergänzt nach University of Kentucky, College of Agriculture, 2012)

Bei der IB beim Haushuhn (*Gallus gallus*) handelt es sich um eine hoch kontagiöse Erkrankung, deren Übertragung von Huhn zu Huhn meist horizontal mittels Tröpfcheninfektion erfolgt (HOFSTAD und YODER, 1966; HOFSTAD, 1967; ALEXANDER und GOUGH, 1977; CAVANAGH und NAQI, 2003; CAVANAGH, 2007; KÖNIG und THIEL, 2011). Dabei kommt es im Vorfeld durch die Aufnahme der IB-Viren über die Schleimhäute im oberen Respirationstrakt zu einer oberflächlichen Loslösung von Zellen aus dem epithelialen Verband. Diese Zellen enthalten Viruspartikel, so dass es infolge des Niesens der Tiere zu einer Virusverbreitung kommt (DHINAKAR RAJ und JONES, 1997; CAVANAGH und NAQI, 2003; KÖNIG und THIEL, 2011). Nach einer experimentellen Infektion konnten noch nach bis zu 14 Tagen IB-Viren aus der Trachealschleimhaut isoliert werden (PURCELL und CLARKE, 1972). Im Vergleich zur Tröpfcheninfektion erfolgt seltener die Übertragung der IB-Viren über Infektionsquellen wie bspw. kontaminiertes Trinkwasser, Futter oder kotstaubhaltige Luft (HOFSTAD und YODER, 1966; HOFSTAD, 1967; ALEXANDER und GOUGH, 1977;

CAVANAGH und NAQI, 2003; CAVANAGH, 2007). Eine Übertragung durch Menschen oder unbelebte Vektoren ist prinzipiell möglich, spielt in Anbetracht der geringen Tenazität des IBV (s. 2.5) und bei ausreichenden Desinfektionsmaßnahmen allerdings eine untergeordnete Rolle (HOFSTAD, 1981; CAVANAGH, 2005).

Das IBV breitet sich sowohl sehr rasch innerhalb eines Bestandes als auch über weite Entfernungen aus. Dieser Umstand fördert ebenfalls die Entstehung neuer Variantstämme (CAVANAGH, 2005; HUGHES et al., 2009). Die Inkubationszeit beträgt bei voll empfänglichen Küken bzw. jungen Hühnern 18-36 Stunden (VAN ROEKEL et al., 1951; HESS und MONREAL, 2005). Bei nephropathogenen Virusstämmen ist die Inkubationszeit mit fünf bis sechs Tagen angegeben (CUMMING, 1963). Die Inkubationszeit wird durch die Faktoren Alter, Immunstatus, Infektionsdosis, Infektionsweg und Virulenz (Organtropismus) beeinflusst. Infizierte Hühner können Partikel des IBV mit dem Nasensekret und dem Kot über Monate hinweg kontinuierlich (ALEXANDER und GOUGH, 1977) oder intermittierend (WOERNLE, 1961; JONES und AMBALI, 1987) ausscheiden. Aus diesem Grund kann davon ausgegangen werden, dass in einem durchseuchten Bestand von einigen Tieren noch Viruspartikel ausgeschieden werden (WOERNLE, 1968). Eine mögliche Ursache für die IBV-Infektion ist daher das Zusammensetzen inapparent infizierter oder rekonvaleszenter Hühner mit gesunden empfänglichen Hühnern (WOERNLE, 1961; ALEXANDER und GOUGH, 1977; JONES und AMBALI, 1987). Jedoch ist auch eine aerogene Übertragung zwischen Beständen durch virushaltige Luft oder Kotstaub möglich (HOFSTAD, 1967; CUMMING, 1970; CAVANAGH, 2007). Als weitere Ursachen von IB-Ausbrüchen können zum einen Managementprobleme und zum anderen prädisponierende Krankheiten in Betracht gezogen werden.

3.2.1 Klinische Erscheinungsformen

Je nach Alter der Tiere und Organtropismus des jeweiligen IBV-Stamms führt eine Infektion mit IB-Viren zu unterschiedlichen klinischen Erscheinungsformen. Innerhalb von 24 Stunden p.i. mit IBV können bereits die ersten Anzeichen der Erkrankung erkennbar sein und nachgewiesen werden (HOFSTAD und YODER, 1966; WOERNLE und HAFEZ, 1992). Letztere manifestieren sich bevorzugt im Respirationstrakt, können daneben aber auch den Urogenitaltrakt sowie den Legeapparat betreffen und schädigen. Die Morbidität beträgt in fast allen Fällen 100%, wohingegen die Mortalitätsrate in Abhängigkeit vom Alter, Immunstatus und dem aktuellen Stress der Tiere sowie der Umgebungstemperatur oder Sekundärinfektionen, Virusstamm und dessen Pathogenität um 25% schwankend einzuordnen ist (WOERNLE und HAFEZ, 1992; IGNJATOVIC und SAPATS, 2000; LIU und KONG, 2004; HESS und MONREAL, 2005; KÖNIG und THIEL, 2011). Zudem kann die Ernährung der Tiere, wie bei der Nephritis-Nephrose-Form der IB, ebenfalls eine große Rolle spielen (COOK et al., 2001). Durch sehr pathogene IBV-Stämme wie nephropathogene Stämme oder D388 (s. 2.6; Tab. 3) kann die Mortalität besonders bei gleichzeitigem Vorliegen bakterieller Sekundärinfektionen durch bspw. Mykoplasmen und Bakterien zwischen 15-80% betragen (COOK et al., 1986; COOK et al., 1991; TOTTORI et al., 1997).

3.2.1.1 Respiratorische Form der Infektiösen Bronchitis

Unter der klassischen und zuerst bei wenige Tage alten Küken beobachteten und beschriebenen IB-Form wird die respiratorische Form der IB verstanden, welche durch die Mehrzahl der IB-Virusstämme hervorgerufen wird (s. 2.6; Tab. 3).

Die typische Erkrankung der Atemwege zeigt sich am häufigsten bei wenige Tage bis sechs Wochen alten Küken mit einer Dauer von ein bis zwei Wochen (WOERNLE und HAFEZ, 1992). Diese infizierten Tiere zeigen die charakteristischen klinisch-respiratorischen Symptome wie Keuchen (Abb. 8), Husten, Kopfschütteln, Nasenausfluss (Abb. 9) Trachealrasseln (Abb. 10), sowie Schnabelatmung bis hin zur Atemnot (Abb. 8; 10), die sich auf herdförmige Pneumonien in der Lunge und ödematisierte Luftsäcke zurückführen lassen (WOERNLE und HAFEZ, 1992). Gelegentlich können Tränenfluss (griech.: Epiphora), der mit IBV zu sekundärem periokulärem Federverlust führen kann (Abb. 11), Konjunktivitis und geschwollene Sinus beobachtet werden. Die Tiere drängen zum Kuscheln unter die Wärmequelle und zeigen neben Depressivität eine deutlich reduzierte Futter- und Wasseraufnahme und eine daraus resultierende verzögerte Entwicklung (Abb. 12). Aufgrund von Schleimansammlung in den Atemwegen oder Verweigerung der Futteraufnahme können vereinzelte Todesfälle auftreten (HESS und MONREAL, 2005). Sekundärinfektionen durch bspw. Mykoplasmen und Bakterien verstärken die Krankheitssymptome und die Mortalitätsrate (WOERNLE und HAFEZ, 1992; CAVANAGH und NAQI, 2003), welche bei Küken ohne maternale Antikörper bei mehr als 25% liegen kann, steigt.

IBV-Infektionen in sehr jungem Kükenalter (ca. zweite Lebenswoche (WOERNLE und HAFEZ, 1992; HESS und MONREAL, 2005)), die Entzündungen des Legeapparates, insbesondere Eileiter-Bauchfell-Entzündungen, sowie akute und chronische Entzündungen des Eierstockes und der eiableitenden Organe, hervorrufen, können bei Legehennen zur Dauerschädigung des Eileiters führen, bezeichnet als sog. „falsche Leger". Diese sog. „falschen Leger" können bis zu 5% des gesamten Bestandes ausmachen (HESS und MONREAL, 2005). Nach IBV-Infektionen, die bei erwachsenen Hühnern auch ganz ohne klinische Symptome verlaufen können, werden bei Legehennen in der Regel in einer Legeperiode ein deutlicher Rückgang der Eierproduktion von bis zu 55% und eine erhöhte Anzahl von Eiern schlechter Qualität beobachtet (BISGAARD, 1976; WOERNLE und HAFEZ, 1992; LADMAN et al., 2005). Zudem werden ein bis zu 92%iger Ausfall an brutfähigen Eiern und eine geringe Mortalität verzeichnet (BISGAARD, 1976; LADMAN et al., 2005). Am Legeapparat bilden sich Eierstock und Eileiter zurück und treten frühestens nach drei Wochen wieder in Legetätigkeit (WOERNLE und HAFEZ, 1992), wobei die normale Legeleistung entweder nach sechs bis acht Wochen oder teilweise überhaupt nicht bzw. ohne Steigerung zu verzeichnen ist (BROADFOOT et al., 1954; CRINION, 1972; BISGAARD, 1976; WOERNLE und HAFEZ, 1992; CAVANAGH, 2003; CAVANAGH, 2007). In allen Bereichen des Legedarms können Ödembildung in der Lamina propria, zelluläre Infiltration sowie eine Abflachung der Epithelzellen mit Zilienverlust auftreten und somit in diesen Bereichen zu Verengungen und zu Verklebungen führen (SEVOIAN und LEVINE, 1957). Aufgrund der Schädigung des Legeapparats können die Außen- und Innenqualität der Eier reduziert sein (CRINION, 1972; COOK und HUGGINS, 1986; WOERNLE und HAFEZ, 1992). Das führt zum einen zu einer deformierten, brüchigen und durch eine raue Oberfläche mit gröberen Kalkauflagerungen gekennzeichnete Eischale (Abb. 13), die, wenn normalerweise braun pigmentiert, weiß bleibt, und zum anderen zu einem sehr wässrigen Eiklar (WOERNLE und HAFEZ, 1992), ohne klare Trennung zwischen dünnem und festem Eiklar (HOFSTAD, 1984) (Abb. 14). Zudem konnten anhand von Sektionen im Ovar bluthaltige Eifollikel und im Legedarm missgebildete Eier beobachtet werden (Abb. 15).

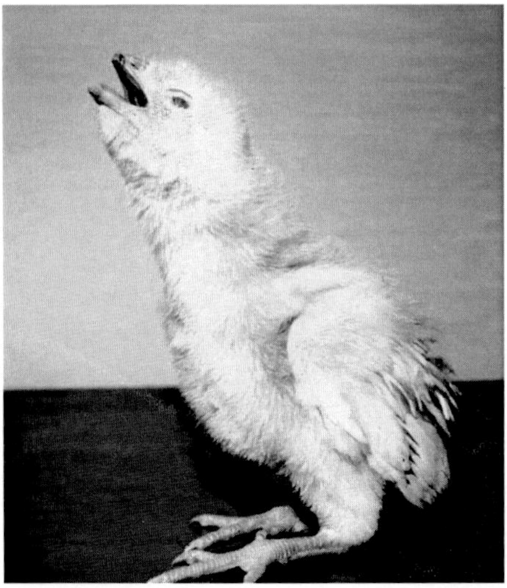

Abb. 8: IBV-infiziertes Haushuhn (*Gallus gallus*) mit Keuchen und Atemnot (nach Cornell University, College of Veterinary Medicine, 2012)

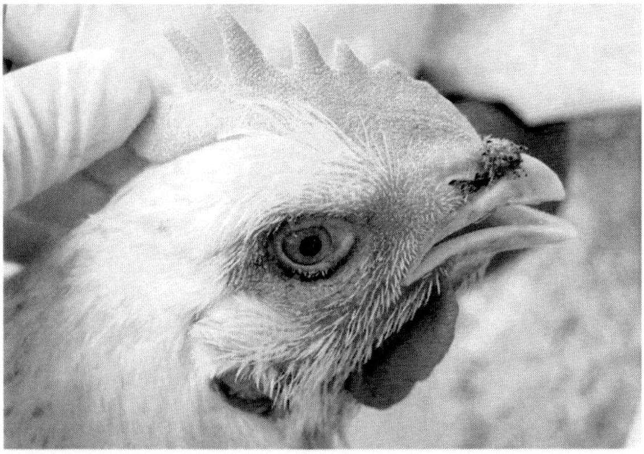

Abb. 9: IBV-infiziertes Haushuhn (*Gallus gallus*) mit Nasenausfluss (nach RUIZ, 2012)

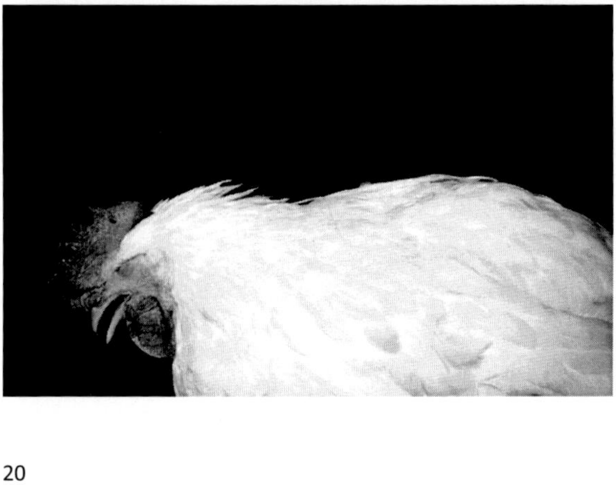

Abb. 10: IBV-infiziertes Haushuhn (*Gallus gallus*) mit Rasselgeräuschen und Atemnot (nach Cornell University, College of Veterinary Medicine, 2012)

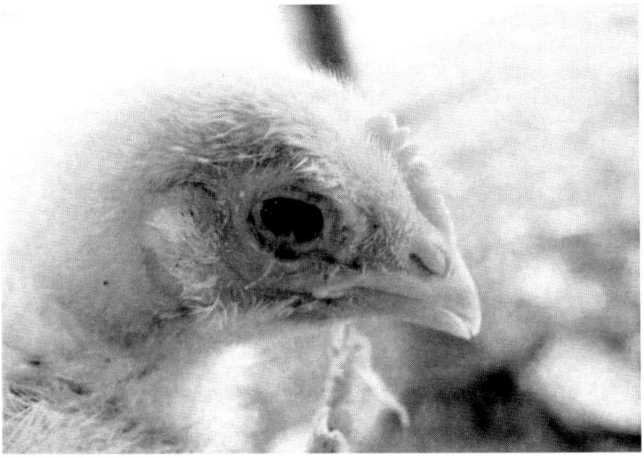

Abb. 11: IBV-infiziertes Haushuhn (*Gallus gallus*) mit chronischer Epiphora (nach RUIZ, 2012)

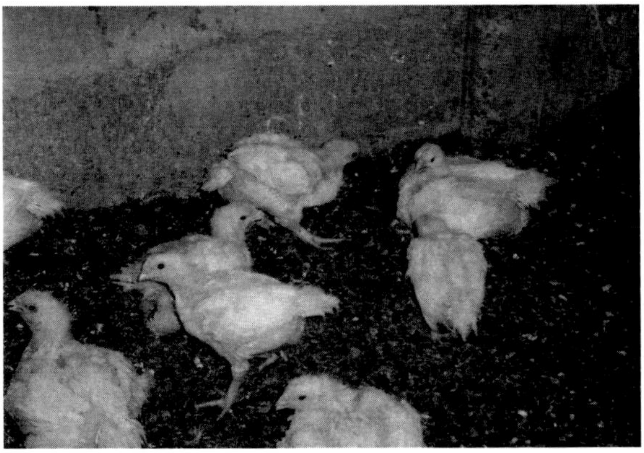

Abb. 12: Depressive mit IBV infizierte Haushühner (*Gallus gallus*) mit zerzaustem Federkleid (nach RUIZ, 2012)

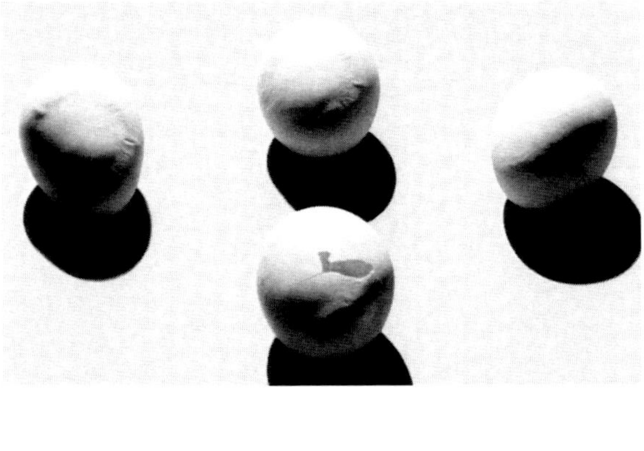

Abb. 13: Defekte Eierschalen eines mit IBV infizierten Haushuhns (*Gallus gallus*) (nach Cornell University, College of Veterinary Medicine, 2012)

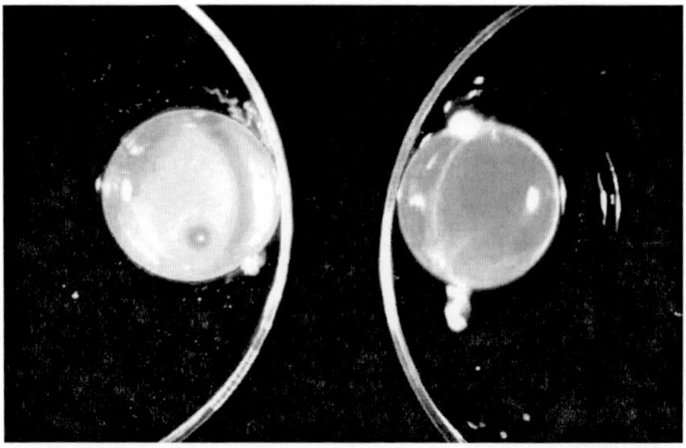

Abb. 14: Abnormales Eiklar eines durch IBV geschädigten Hühnereis (nach Cornell University, College of Veterinary Medicine, 2012)

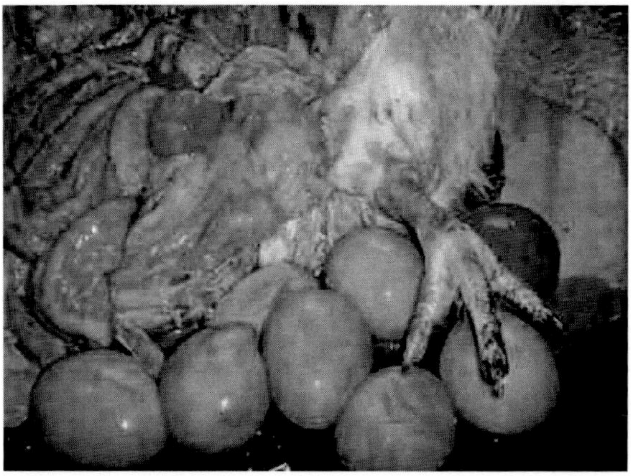

Abb. 15: Missgebildete Eier im Legedarm eines mit dem IBV-Stamm D388 infizierten Haushuhns (*Gallus gallus*) (nach Farmers Weekly, 2012)

3.2.1.2 Nephritis-Nephrose-Form der Infektiösen Bronchitis

Die Nephritis-Nephrose-Form der IB wird durch nephropathogene Virusstämme hervorgerufen. Zu diesen Stämmen zählen bspw. Holte, Gray, JMK, Cal, Australia T, MA87/Japan, ST/China sowie verschiedene in Italien isolierte Virusstämme wie z. B. Italien-02 und 1731/65-PV (s. 2.6; Tab. 3) (ZANELLA und MARTINO, 1998).

Bei dieser Form der IB, für die vornehmlich wenige Wochen alte Küken und speziell eiweißreich ernährte Broiler anfällig sind, stehen die respiratorischen Symptome (s. 3.2.1.1) im Hintergrund. Hier ist bei den infizierten Tieren zuerst eine leichte Störung des Allgemeinbefindens mit milden respiratorischen Symptomen, welche bspw. bei einer Infektion mit dem Virusstamm Australia T jedoch ausbleiben, zu beobachten. Anschließend treten weitere Symptome in Form von Depression, wässrigem Kot mit

Anschließend treten weitere Symptome in Form von Depression, wässrigem Kot mit erhöhter Kalium- und Natriumausscheidung, erhöhter Wasser- und verminderter Futteraufnahme sowie struppigem Gefieder auf (WINTERFIELD und HITCHNER, 1962; CUMMING, 1969). Charakteristisch ist die Ablagerung von Uratkristallen (Abb. 16) in Nieren, Harnleitern und gelegentlich im Peritoneum (WOERNLE und HAFEZ, 1992). Diese Veränderungen entsprechen dem Bild einer interstitiellen Nephritis (CUMMING, 1963; GILETTE, 1973). Aufgrund der erhöhten Elektrolytausscheidung und Retention von Harnsäure kann es zu Todesfällen kommen. Ist die Erkrankung bei infizierten Legehennen mit Konkrementbildung (sog. Harnsteinen) in den ableitenden Harnwegen wie Nierenbecken, Ureteren, Harnblase und Urethra verbunden, kann die Mortalität steigen (COWEN et al., 1987; JONES und AMBALI, 1987). Die Mortalitätsrate kann bis zu 60% betragen (CUMMING, 1969) und bei gleichzeitigem Vorliegen bakterieller Sekundärinfektionen durch z. B. Mykoplasmen und Bakterien bis auf 80% ansteigen (COOK et al., 1986; TOTTORI et al., 1997).

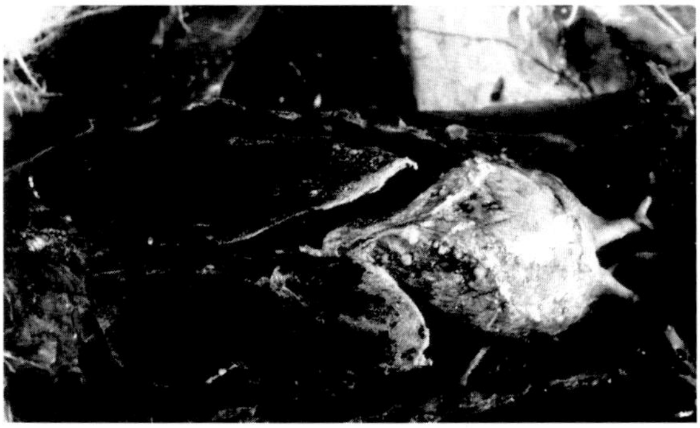

Abb. 16: Uratkristalle auf den Oberflächen von Herz und Leber beim IBV-infizierten Haushuhn (*Gallus gallus*) (nach Cornell University, College of Veterinary Medicine, 2012)

3.2.1.3 Der enterotrope IBV-Stamm Marokko G

Der in Marokko aus an IB erkrankten Hühnern isolierte IBV-Stamm Marokko G gilt wegen seiner besonderen Affinität zum Magen-Darm-Trakt als enterotrop (s. 2.6; Tab. 3). Neben den respiratorischen Symptomen verursacht der Stamm Marokko G bei wenige Wochen alten Küken und Legehennen einen ca. zwei Wochen anhaltenden wässrigen, gelb-grünen Durchfall. Desweiteren sinkt sowohl die Legeleistung um bis zu 40% als auch die Außen- und Innenqualität der Eier (EL HOUADFI et al., 1991).

3.3 Wirtschaftliche Bedeutung

Trotz intensiver Impfmaßnahmen gestaltet die hohe Kontagiösität und Variabilität der IB-Viren eine Bekämpfung schwierig, so dass auch häufig Ausbrüche in geimpften Herden auftreten (IGNJATOVIC und SAPATS, 2000; CAVANAGH und NAQI, 2003). Wirtschaftliche Folgen bzw. Verluste werden durch eine IBV-Infektion in allen Nutzungsrichtungen der Geflügelproduktion verursacht (SCHALK und HAWN, 1931; CAVANAGH und NAQI, 1997).

Bei einer Infektion von Küken mit einem Alter von bis zu sechs Wochen kann die Mortalitätsrate mehr als 25% betragen (WOERNLE und HAFEZ, 1992), wohingegen ein Anstieg der Mortalitätsrate bis zu 60% beim Vorliegen von nephropathogenen Virusstämmen zu beobachten ist (CUMMING, 1969). Sekundärinfektionen durch bspw. Mykoplasmen und Bakterien erhöhen die Mortalität und verschlimmern die Krankheitssymptome. Die Atemwegserkrankung wirkt schwächend, was zu einer schlechten Futterverwertung und damit verminderten Gewichtszunahme führt.

Ein weiterführender wirtschaftlicher Verlust ist zu verzeichnen, wenn durch die IBV-Infektion in den ersten Lebenstagen des Tieres Entzündungen des Legeapparates, speziell Eileiter-Bauchfell-Entzündungen sowie akute und chronische Entzündungen des Eierstockes und der eiableitenden Organe, vorliegen. Bei Legehennen und Elterntieren treten bei geringer Mortalität demnach neben den respiratorischen Symptomen ein bis zu 55%iger Legeleistungsabfall und eine verminderte Eiqualität auf (BISGAARD, 1976; IGNJATOVIC und SAPATS, 2000; LADMAN et al., 2005) (Abb. 17; 18). Hierdurch kann es zu einem Ausfall brutfähiger Eier von bis zu 92% kommen (BROADFOOT et al., 1954). Die Schlupfrate ist demzufolge negativ beeinflusst. Eine wiedereintretende Steigerung der Legeleistung ist in den meisten Fällen nicht zu verzeichnen (CRINION, 1972; BISGAARD, 1976; WOERNLE und HAFEZ, 1992; CAVANAGH, 2003; CAVANAGH, 2007).

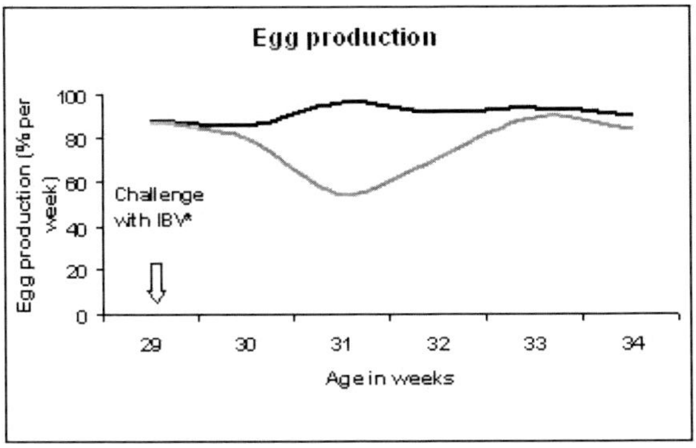

*** IBV-Stamm D274**

Mit Impfung
(2x Lebend- und 1x Totimpfstoff)

Ohne Impfung

Abb. 17: Durch IBV verursachte Verluste der Eiproduktion (nach Merck Animal Health, 2012)

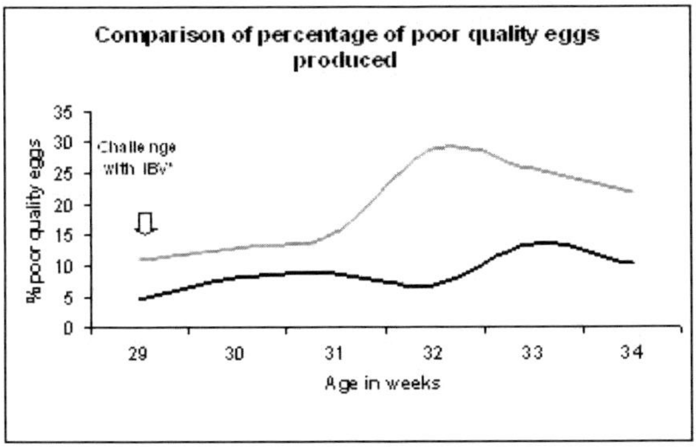

*** IBV-Stamm D274**

Mit Impfung
(2x Lebend- und 1x Totimpfstoff)

Ohne Impfung

Abb. 18: Durch IBV verursachte verschlechterte Eiqualität (nach Merck Animal Health, 2012)

Die wirtschaftlichen Verluste beim Broiler werden besonders durch die erhöhte Mortalität und durch die schlechte Futterverwertung und die damit verbundene verminderte Gewichtszunahme und Entwicklung der Masttiere hervorgerufen (CAVANAGH und NAQI, 1997). Weitere Verluste entstehen aufgrund hoher Behandlungskosten infolge bakterieller Sekundärinfektionen wie z. B. *E. coli* oder *O. rhinotracheale* sowie den daraus resultierenden, hohen Verwurfraten bei der Schlachtung (CAVANAGH und NAQI, 2003).

4 Diagnose der Infektiösen Bronchitis

Die Diagnostik von IBV-Infektionen stützt sich auf die Anwendung klassischer virologischer Methoden wie z. B. Virusanzucht in spezifisch-pathogen-freien (SPF) Hühnereiern und verschiedenen Gewebe- und Zellkulturen, und auf serologische Methoden basierend auf Antigen- und/oder Antikörperdetektion wie z. B. AGP, VNT, HAH und ELISA. Zudem werden zum Nachweis des IBV-Genoms molekularbiologische Methoden wie PCR, Reverse Transkriptase Polymerasekettenreaktion (RT-PCR) und Realtime-PCR angewendet.

4.1 Methoden zur Virusanzüchtung

4.1.1 Virusanzüchtung im embryonierten SPF-Hühnerei

Nach der Inokulation des IBV-haltigen Materials in die Amnion- oder Allantoishöhle sowie der Chorioallantoismembran (CAM) von acht bis zwölf Tage (BAUDETTE und HUDSON, 1937), optimalerweise neun bis elf Tage bebrüteten, embryonierten SPF-Hühnereiern (Abb. 19), folgt die Virusvermehrung bei 38-38,5°C und ca. 60% Luftfeuchte (BEER und HAAS, 2011) besonders in den Epithelzellen der Amnion- und Allantoishöhle (DELAPLANE, 1947). Zudem erfolgt eine Virusanreicherung in den Amnion- und Allantoisflüssigkeiten (BEAUDETTE und HUDSON, 1937).

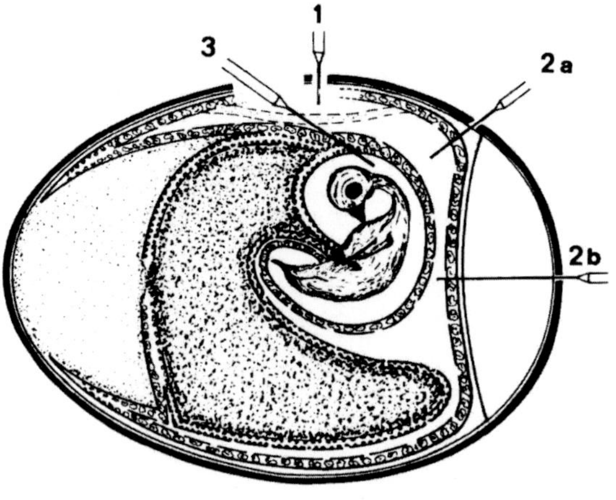

Abb. 19: Die wichtigsten Beimpfungsmethoden des Bruteis am 10.-12.Tag.

1) Beimpfung der gesenkten CAM;
2a) Beimpfung der Allantoishöhle (seitlich);
2b) Beimpfung der Allantoishöhle (durch die Luftkammer);
3) Beimpfung der Allantoishöhle nach Senkung der CAM und Schalenfensterung
(nach BEER und HAAS, 2011)

Die Virulenz des IBV für SPF-Hühnerembryonen steigt bei steigender Passagenzahl an (BEAUDETTE und HUDSON, 1937), so dass meistens erst nach fünf oder mehr

Passagen, bei einigen Isolaten sogar erst nach mehr als zehn Eipassagen, morphologische Veränderungen des SPF-Hühnerembryos in Form von Einrollen („curling effect"), Zwergwuchs („dwarfing effect") (Abb. 20; 21) oder schlussendlich der Tod des SPF-Hühnerembryos auftreten (WOERNLE und HAFEZ, 1992; CAVANAGH und NAQI, 1997). Bei der morphologischen Veränderung des SPF-Hühnerembryos befinden sich zum einen beim Einrollen („curling effect") die Füße unmittelbar neben dem Kopf (WOERNLE und HAFEZ, 1992; CAVANAGH und NAQI, 1997) und zum anderen liegt das Amnion dicht am Hühnerembryo an und ist teilweise aufgrund der Tatsache, dass die Amnionflüssigkeit im Volumen verringert, verdickt und mit Fibrinflocken durchsetzt ist, mit ihm verklebt (WOERNLE und HAFEZ, 1992) (Abb. 20). Weitere mögliche Veränderungen des SPF-Hühnerembryos können nach erfolgter Inokulation von IBV-haltigen Material in die Amnion- oder Allantoishöhle wie folgt aussehen (LOOMIS et al., 1950).

1) Herabgesetzte Beweglichkeit des SPF-Hühnerembryos
2) Hyperämie
3) Vermehrung der Allantoisflüssigkeit
4) Uratablagerungen in den Mesonephronen
5) Pneumonien mit zellulärer Infiltration
6) Nekrotische Herde in blassen, hämorrhagischen Nieren
7) Leberstauung
8) Diffus-gelbe nekrotische Herde in der Leber
9) Milzschwellung
10) Gelbsucht
11) Fettähnliche Masse in der Kloake
12) Unvollkommener Nabelverschluss

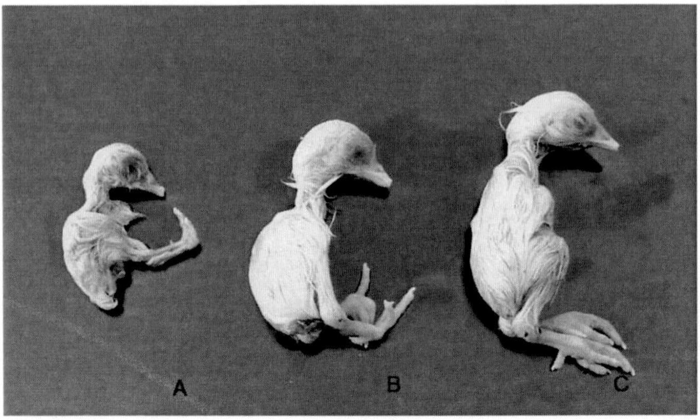

Abb. 20: Vergleich von SPF-Hühnerembryonen mit unterschiedlichem Inokulationszeitpunkt des IBV. A) 9 Tage p.i.; B) 4 Tage p.i.; C) Normaler SPF-Hühnerembryo (nach RUIZ, 2012)

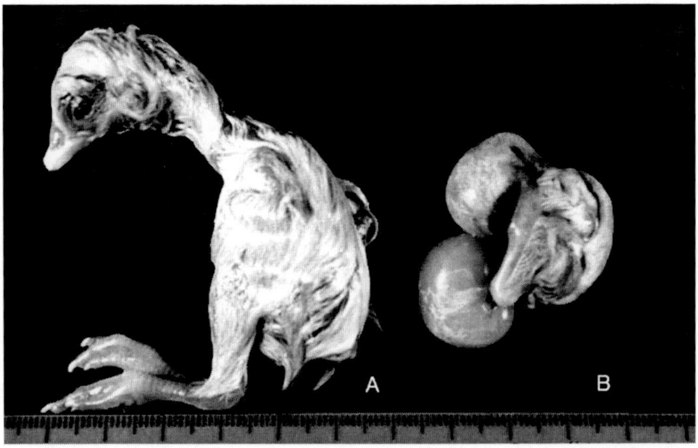

Abb. 21: Vergleich von SPF-Hühnerembryonen. A) Normaler SPF-Hühnerembryo; B) Verkümmerung und Verzwergung eines SPF-Hühnerembryos infolge einer Inokulation mit IBV. Amnion und Allantois sind verdickt und eng anliegend und der Dottersack nicht absorbiert (nach Cornell University, College of Veterinary Medicine, 2012).

4.1.2 Virusanzüchtung in Gewebekulturen am Beispiel der Trachealringkultur (TRK)

Für die Vermehrung des IBV in Gewebekulturen können CAM (FAHEY und CRAWLEY, 1956), Magnum- und Uterusabschnitte, Lunge, Luftsackmembran (DARBYSHIRE et al., 1978) und Trachealringkulturen (TRK) von wenige Wochen alten SPF-Hühnerküken oder 20 Tage alten SPF-Hühnerembryonen (COOK et al., 1976) verwendet werden. Die TRK ist aufgrund des Vorteils gegenüber SPF-Hühnerküken- bzw. SPF-Hühnerembryonierenzellen oder embryonierten SPF-Hühnereiern, dass keine vorherige Virusadaption an die Zellen notwendig ist, und da sie dem natürlichen Angriffsort der meisten IBV-Stämme am besten entspricht, am besten geeignet. TRK werden gewonnen, indem Tracheen von wenige Wochen alten SPF-Hühnerküken oder 20 Tage alten SPF-Hühnerembryonen explantiert und nach der Anfertigung ringförmiger Querschnitte entweder in Zellkulturmedium eingelegt (COOK et al., 1976) oder als „open-air"-Kulturen eingesetzt werden (NEUMANN und KALETA, 1975). Nach Inokulation mit $10^{2,5}ID_{50}$ M41 tritt bei sechs bis acht Wochen alten SPF-Hühnerküken eine Ciliostase ein (WOERNLE und HAFEZ, 1992; HESS und MONREAL, 2005). Demzufolge treten innerhalb von 24 Stunden morphologische Veränderungen in Form einer Abrundung der Epithelzellen sowie nach vorherigem Stillstand der Zilienbewegung bis zum schlussendlichen vollständigen Verlust des Zilienbesatzes auf (DUTTA, 1975; COLWELL und LUKERT, 1969). TRK eignen sich ebenfalls zur Durchführung von VNTs, Detektion und Serotypisierung neuer IBV-Stämme (DARBYSHIRE et al., 1979).

4.2 Methoden zum Antigen- und/ oder Antikörpernachweis

4.2.1 Agargelpräzipitation (AGP)

Die AGP gilt als gering sensitive Methode und kann entweder als Antigen- oder als Antikörpernachweis genutzt werden. Diese gruppenspezifisch reagierende und relativ schnelle Nachweismethode ist wenig arbeitsaufwendig und kostengünstig (WOERNLE, 1959). Der Vorteil liegt jedoch im Besonderen darin, dass der Nachweis von IB-Viren unabhängig vom Serotyp erfolgt. Für die Durchführung dieser Methode können Trachealschleimproben (WOERNLE und HAFEZ, 1992), Organproben (LOHR, 1981) oder nach deren Inokulation in embryonierte SPF-Hühnereier antigenhaltige Allantoisflüssigkeit (LOHR, 1980) und/oder CAM verwendet werden (WOERNLE, 1959; ALEXANDER und GOUGH, 1977; GELB et al., 1981). Der Nachweis ist vom siebten bis zwölften Tag p.i. möglich (WOERNLE und HAFEZ, 1992) und gibt eine Aussage über eine frische Infektion. Das Prinzip liegt in der Diffusion von löslichen viralen Antigenen und antiviralen Antikörpern in einem Agarmedium. Letzteres wird in eine Petrischale gegossen und teils ausgestanzt, um dort die Antigen- und Antikörperlösung auszubringen (Abb. 22). Bei positiver Reaktion bilden sich hierbei in der sog. Äquivalenzzone weißlich lichtstreuende Präzipitationslinien aus Antigen-Antikörperkomplexen (BEER und HAAS, 2011).

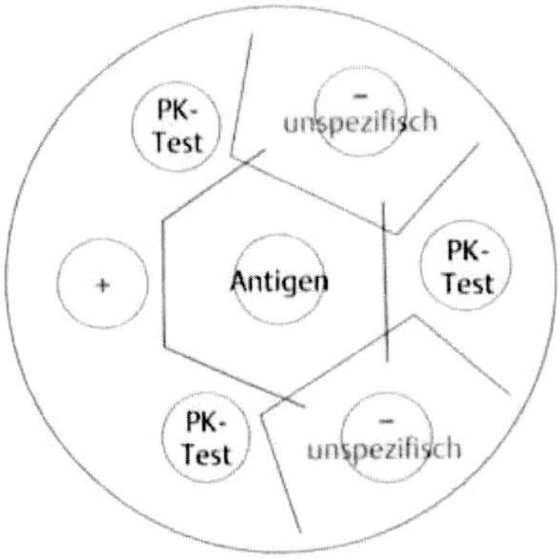

Abb. 22: Schematische Darstellung des AGP-Tests.

PK-Test) Positivkontrolle; (+)) positive Probe; (-)) negative Probe
(nach BEER und HAAS, 2011)

4.2.2 Virusneutralisationstest (VNT)

Der qualitativ oder quantitativ durchführbare VNT, der eine hohe Spezifität nach Erstinfektion bzw. Impfung aufweist (MARQUARDT et al., 1981; KARACA und NAQI, 1993; DE WIT et al., 1997), dient dem sensitiven serologischen Nachweis von serotypspezifischen Antikörpern bei IBV-infizierten Tieren und kann sowohl im embryonierten Hühnerei als auch in verschiedenen Zellkulturen angewendet werden (DE WIT, 2000). Der Nachteil dieser Methode liegt neben dem hohen Zeit- und Materialaufwand (MÜLLER, 2005), insbesondere in der schlechten Standardisierbarkeit zwischen den unterschiedlichen Laboren aufgrund unterschiedlicher Testsysteme bzgl. Virusstamm und Zellsystem. In Zellkulturen wird der VNT auch als Plaquereduktionstest bezeichnet. Hierbei wird die virusinduzierte Plaquebildung durch Serumantikörper verhindert. D. h. die virusneutralisierende Potenz der Antikörper wird mittels VNT bestimmt (Abb. 23). Demnach ist diese Methode besonders zur Serotypbestimmung von antikörperinduzierenden Viren geeignet (GILETTE, 1973; WOERNLE und HAFEZ, 1992). Für die Durchführung dieser Methode werden Serumverdünnungsreihen mit definierten Antikörperdosen infizierten Zellkulturen zugesetzt und inkubiert (MÜLLER, 2005). Nach der Kontrolle der Zellen auf einen zytopathogenen Effekt (ZPE) wird die höchste Serumverdünnungsstufe ermittelt, bei der noch 50% der Zellen geschützt sind (BEER und HAAS, 2011), wobei der Titer an neutralisierenden Antikörpern sich aus dem reziproken Wert der Virusverdünnung errechnet.

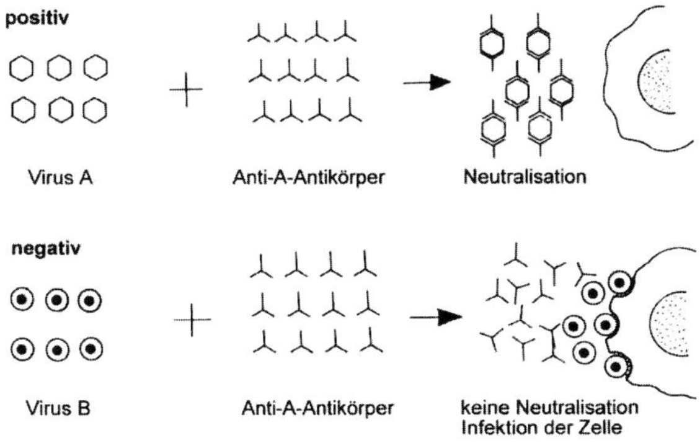

Abb. 23: Schematische Darstellung der Virusneutralisation im VNT (nach BEER und HAAS, 2011)

4.2.3 Hämagglutinationshemmtest (HAH)

Bei dem HAH handelt es sich um einen serologischen Antikörpernachweis. Er basiert auf der Hemmung einer durch Viren mit hämagglutinierenden Eigenschaften hervorgerufenen Agglutination von Erythrozyten (MÜLLER, 2005; BEER und HAAS, 2011). Beim Vorliegen einer Infektion mit solch einem Virus bildet das infizierte Tier spezifische Antikörper gegen die Hämagglutinine. Um eine Hämagglutination auszulösen, bindet IBV an α2,3-gebundene Sialinsäuren auf Erythrozyten (SCHULTZE et al., 1992). Jedoch ist das IBV ein Virus, welches ohne entsprechende Vorbehandlung mit z. B. dem Enzym Phospholipase C (ALEXANDER und CHETTLE, 1977; KING und HOPKINS, 1983; GELB, 1989) oder dem Enzym Neuraminidase (SCHULTZE et al., 1992) nicht in der Lage ist Erythrozyten zu agglutinieren. Wie die neutralisierenden Antikörper sind auch die hämagglutinierenden Antikörper serotypspezifisch (s.

2.6). Aufgrund dessen eignet sich diese schnelle Methode zum Nachweis einer Antikörperbildung nach einer Impfung oder zur Bestimmung von bestimmten Serotypen bei nachgewiesener IBV-Infektion. Hämagglutinierende Antikörper sind ab dem neunten Tag p.i. nachweisbar (WOERNLE und HAFEZ, 1992). Zu beachten ist hier die Möglichkeit der hohen Anzahl an Kreuzreaktionen (CAVANAGH und NAQI, 2003), da die Tiere mehreren unterschiedlichen Serotypen durch Infektionen bzw. Impfungen ausgesetzt sind. Für die Durchführung dieser Methode werden Serumverdünnungsreihen mit definierten Virusdosen in einer Titerplatte inkubiert. Das Prinzip liegt in der Komplexbildung. Wird also der Mischung der Erythrozyten und Virusantigen eine Serumverdünnung zugesetzt, bleibt die Agglutination der Erythrozyten solange aus, wie im Serum enthaltene Antikörper mit dem Virus einen Komplex bilden können (MÜLLER, 2005). Nicht agglutinierte Erythrozyten sedimentieren und sind als sog. „rote Knöpfe“ am Boden der Kavitäten zu erkennen (BEER und HAAS, 2011). Fehlen spezifische Antikörper im Serum, kommt es zur Hämagglutination (MÜLLER, 2005) (Abb. 24). Der Titer an hämagglutinierenden Antikörper wird als der Wert der Serumverdünnung angegeben, bei der noch eine vollständige Hemmung der Hämagglutination auftritt.

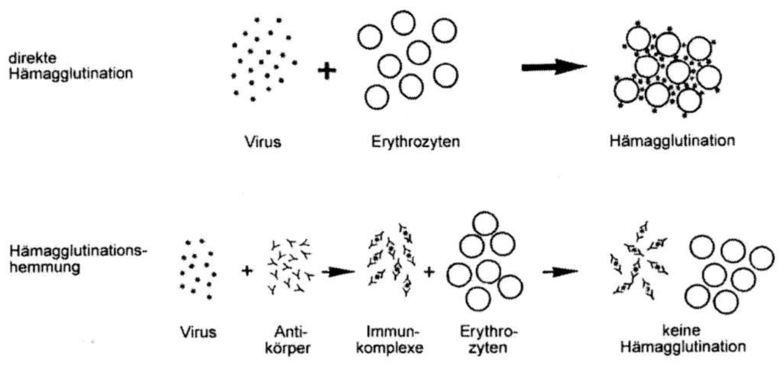

Abb. 24: Schema der Hämagglutination durch Viren bzw. virale Hämagglutinine und Hemmung dieser Reaktion durch hämagglutinationshemmende Antikörper (nach BEER und HAAS, 2011)

4.2.4 Enzyme Linked Immunosorbent Assay (ELISA)

ELISA ist eine in der Routinediagnostik verbreitete Methode um mit Hilfe von sog. Antikörper-Antigen-Reaktionen IBV-spezifische Antikörper nachweisen bzw. den Impferfolg überprüfen zu können. Dabei wird eine von Enzymen gesteuerte Reaktion ausgelöst, die zu einem sichtbaren Farbniederschlag führt. Dieser Test erfordert einen relativ hohen Virusgehalt im untersuchten Material (NAQI, 1990; IGNJATOVIC und ASHTON, 1996), so dass aufgrund dieses Sensitivitätsproblems eine Inokulation der Allantoisflüssigkeit in embryonierten Hühnereiern zur Identifizierung von IBV empfohlen wird. Positive Reagenten sind bereits eine Woche p.i. und damit früher als im VNT und HAH zu detektieren (MARQUARDT et al., 1981; MOCKETT und DARBYSHIRE, 1981; WOERNLE und HAFEZ, 1992). Das Prinzip des ELISA liegt darin, dass an den inaktivierten Erregerantigenen, welche als Bodenbeschichtung in der Titerplatte vorliegen, eine Bindung der spezifischen Antikörper, die sich mit einem enzymgekoppelten Sekundärantikörper, dem sog. markierten Detektionsantikörper, detektieren lassen, stattfindet, wobei die Farbreaktion bzw. Intensität von der Antikörpermenge im Serum abhängig ist (MÜLLER, 2005) (Abb. 25). Nach Zugabe eines Enzymsubstrats wird das erhaltene gefärbte Produkt mittels Photometer gemessen und mit entsprechender Standardreihe und Positiv- und Negativkontrollen verglichen, um abschließend mittels des reziproken Werts der Serumverdünnung errechnet zu werden.

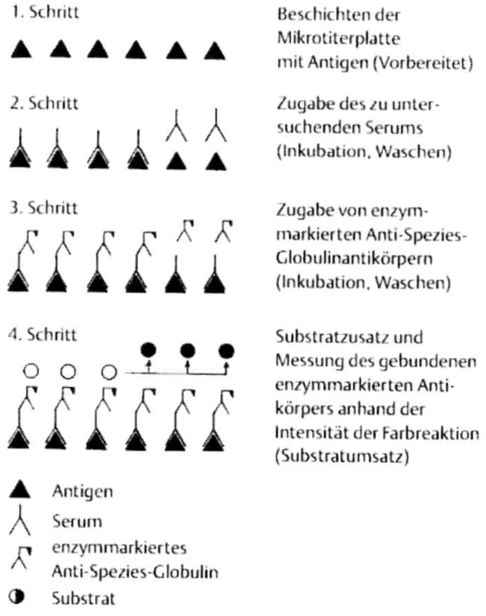

Abb. 25: Prinzip eines ELISA zum Antikörpernachweis (nach BEER und HAAS, 2011)

4.3 Methoden zum Genomnachweis

4.3.1 Polymerasekettenreaktion (PCR)

Bei der PCR handelt es sich um eine Methode mit hoher Sensitivität und Spezifität, welche eine exponentielle *in vitro*-Amplifikation von spezifischen Gensequenzen aus geringsten Ausgangsmengen von Nukleinsäuren enzymatisch innerhalb von 24 Stunden oder weniger ermöglicht, um sie so einer quantitativen oder qualitativen Analyse oder Weiterverarbeitung zugänglich zu machen. Das Prinzip der von MULLIS et al. (MULLIS und FALOONA, 1987) etablierten Methode beruht auf der *in vitro*-Amplifikation der Zielsequenz durch mehrfache (25-45) Wiederholung eines Zyklus von unterschiedlichen Temperaturen in Gegenwart eines Enzyms wie bspw. *Taq*-Polymerase, das vier Desoxynukleosidtriphosphate (dNTPs: dATP, dCTP, dGTP, dTTP), einen geeigneten Puffer, $MgCl_2$, das entsprechende Oligonukleotidprimerpaar, welche sich als kurze Stränge der Einzelstrang-DNA komplementär zu einem Teil der Zielsequenz darstellen, und eine Template-DNA zur Multiplikation benötigt (BEER und HAAS, 2011).

Der PCR-Verlauf besteht

1) aus einem Denaturierungsschritt (95°C; 0,5-1 min.), bei dem die beiden Stränge der doppelsträngigen Template-DNA (dsDNA) voneinander getrennt werden,
2) einem Annealingschritt (50-55°C; 0,5-1 min.), bei dem es zur Anlagerung der im Puffer vorhandenen spezifischen Oligonukleotidprimer an die einzelsträngige Template-DNA (ssDNA) kommt und
3) einem Elongationsschritt (72°C; 0,5-2 min.), bei dem die Synthese des komplementären DNA-Strangs mittels der *Taq*-Polymerase am 3´-Ende eines jeden Oligonukleotidprimers beginnt (BEER und HAAS, 2011) (Abb. 26).

Eine Auftrennung der PCR-Produkte ist anschließend mittel Elektrophorese in Form von Agarose- oder Polyacrylamidgelen möglich. Ein direkter Nachweis erfolgt durch Anfärben der aufgetrennten PCR-Produkte mit Ethidiumbromid. Der indirekte Nachweis erfolgt über die Bestimmung der Größen der PCR-Produkte (NEWTON und GRAHAM, 1997; MÜHLHARDT, 2002).

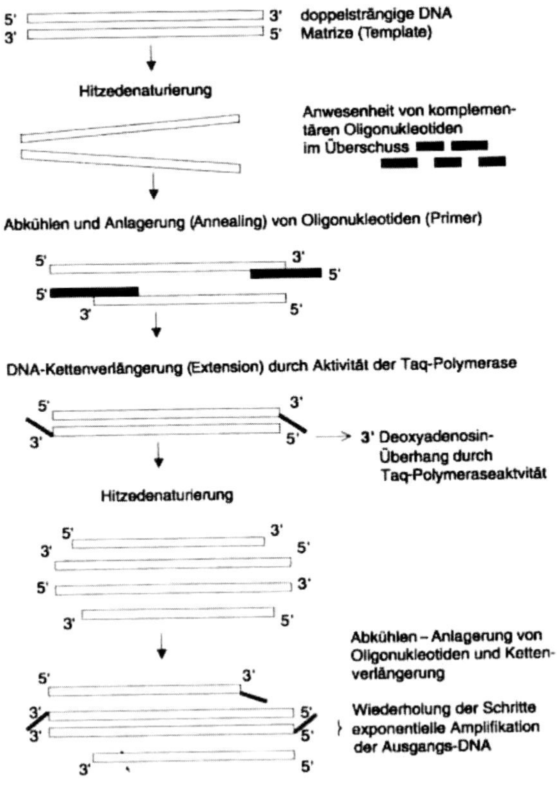

Abb. 26: Schema der PCR (nach BEER und HAAS, 2011)

4.3.2 Reverse Transkriptase Polymerasekettenreaktion (RT-PCR)

Zum molekularen Nachweis des Virusgenoms muss zunächst virale RNA in cDNA transkribiert werden, um dann anschließend durch eine PCR amplifiziert werden zu können. Die Synthese der cDNA durch das Enzym Reverse Transkriptase erfolgt mittels RT-PCR. Hierbei handelt es sich um eine Methode mit hoher Sensitivität und Spezifität, die sowohl zum Virusnachweis in unterschiedlichen Probenmaterialen wie z. B. Gewebe- und Tupferproben und Allantoisflüssigkeit (JACKWOOD et al., 1991, 1992; KWON et al., 1993; HANDBERG et al., 1999) als auch zur Genotypisierung geeignet ist. Eine Unterscheidung zwischen infektiösen und nicht infektiösen Viruspartikeln ist allerdings nicht möglich (DE WIT, 2000). Die RT-PCR-Produkte werden entweder sequenziert (ANDREASEN et al., 1991) und/oder lassen sich gelelektrophoretisch bzgl. Restriktionsfragmentlängen Polymorphismus (RFLP) nachweisen

(SONG et al., 1998a, 1998b). Letzteres beruht auf der selektiven PCR-Amplifikation und wird durch einen Restriktionsendonuklease-Verdau vor Auftrennung mittels Gelelektrophorese erzielt.

4.3.3 Realtime-PCR

Die Realtime-PCR, die auf dem Prinzip der Standard-PCR beruht, detektiert die amplifizierte DNA mit einem floureszierenden Farbstoff oder einer markierten Sonde, die am 5´-Ende mit dem Fluoreszenz-Donor und am 3´-Ende mit einem Quencher markiert ist, und ermöglicht so die Quantifizierung der PCR-Produkte über die Fluoreszenzintensität, welche proportional zu der Menge des PCR-Produkts ist.

Die Realtime-PCR-Ergebnisse werden als Ct-Werte angezeigt, die den Zyklus markieren, bei dem der Amplifikationsgraph einer positiven Probe den Fluoreszenzschwellenwert kreuzt (BEER und HAAS, 2011). Die Anzahl der Zyklen wird an der X-Achse und die Fluoreszenz an der Y-Achse aufgeführt (Abb. 27).

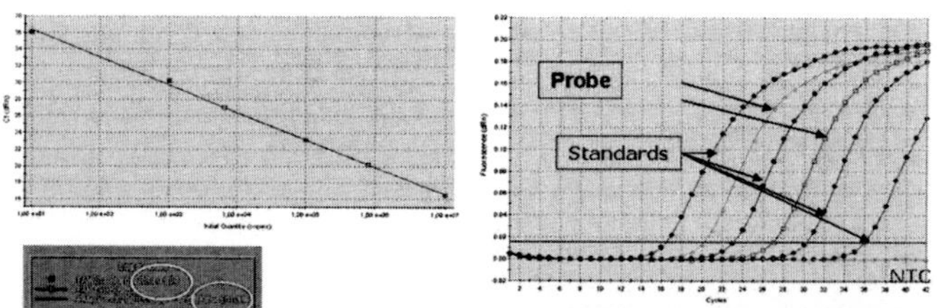

Well Name	Dye	Well Type	Ct (dRn)	Final Call (dRn)	Quantity (copies)
#_00	FAM	Unknown	20.21	+	7.94E+05
#_03	FAM	Unknown	27.03	+	6.73E+03
DI9	FAM	Standard	16.46	+	1.00E+07
DI9	FAM	Standard	23.12	+	1.00E+05
DI9	FAM	Standard	30.24	+	1.00E+03
DI9	FAM	Standard	36.02	+	1.00E+01
NTC	FAM	NTC	No Ct	-	No Ct

Abb. 27: Realtime-PCR-Messkurven (nach BEER und HAAS, 2011)

5 Differentialdiagnosen

Als Differentialdiagnosen zur IB kommen alle infektiösen Erkrankungen in Betracht, die respiratorische Symptome und/oder einen Legeleistungsrückgang mit Eiern von reduzierter Innen- und Außenqualität hervorrufen. Zu diesen ähnlich akut verlaufenden Erkrankungen zählen bspw. die Newcastle-Krankheit (ND), die Infektiöse Laryngotracheitis (ILT), das Egg-Drop-Syndrome (EDS), der durch *Haemophilus para-*

gallinarum hervorgerufene ansteckende Hühnerschnupfen (*Coryza contagiosa gallinarum*) und die durch *Mycoplasma gallisepticum* verursachte CRD. Für die Diagnose sind die Virusisolierung oder der molekulardiagnostische Genomnachweis und die Bestimmung der Pathogenität des Erregers mittels Tierversuch oder molekulardiagnostischer Verfahren erforderlich.

5.1 Newcastle-Krankheit (ND)

Die in Deutschland als Tierseuche anzeigepflichtige ND ist eine durch ein mit hoher Tenazität gekennzeichnetes Paramyxovirus Typ 1 hervorgerufene hoch kontagiöse und septikämisch und/oder mesogen verlaufende Infektionskrankheit bei Hühnern (*Gallus gallus*) aller Altersklassen (KALETA, 1992; JUNGBÄCK, 1997; HAAS, 2011). Im Vergleich zur IB stellt sie eine schwerere Erkrankung mit einer Inkubationszeit von vier bis sieben Tagen und einer hohen Mortalitätsrate von bis zu 100% dar. Der Krankheitsverlauf beinhaltet grünlich-wässrigen Durchfall, hohes Fieber, zentralnervöse Störungen, Atemnot, Torticollis (Abb. 28), Opisthotonus und Ataxien (WERNER und KALETA, 2005). Die Legeleistung ist mit einem sehr starken Rückgang ebenso betroffen wie die verminderte Außen- und Innenqualität der Eier. Diese sind mit Farbfehlern missgebildet und weisen eine dünne oder gar keine Schale auf (KALETA, 1992). Die verminderte innere Eiqualität zeigt sich in dünnflüssigem, wässrigem Eiklar mit oft asymmetrisch liegendem Dotter (KALETA, 1992).

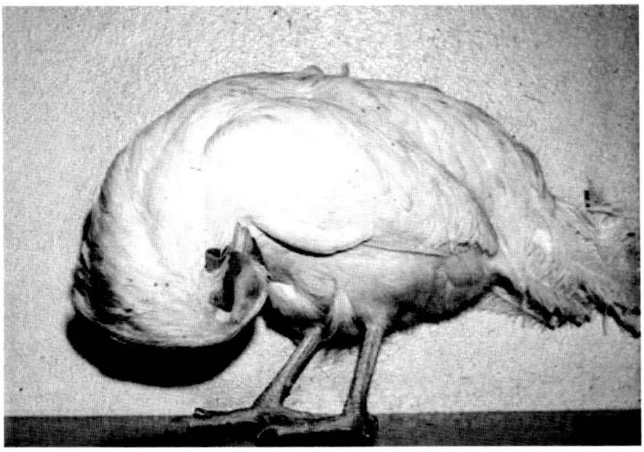

Abb. 28: An ND erkranktes Haushuhn (*Gallus gallus*) mit Torticollis (nach Cornell University, College of Veterinary Medicine, 2012)

5.2 Infektiöse Laryngotracheitis (ILT)

Die durch ein mit relativ hoher Tenazität gekennzeichnetes Herpesvirus aus der Subfamilie der *Alphaherpesvirinae* (SCHMIDT, 1992; JUNGBÄCK, 1997) vorwiegend bei adulten Haushühnern (*Gallus gallus*) in milder oder in bösartiger Form auftretend ausgelöste ILT breitet sich mit einer Inkubationszeit von vier bis zwölf Tagen p.i. im Bestand langsamer aus als die IB (CAVANAGH und NAQI, 1997; CAVANAGH und NAQI, 2003; CAVANAGH und GELB, 2008). Jedoch führt diese in Deutschland meldepflichtige hoch kontagiöse Infektion, welche horizontal erfolgt, zu einer stärkeren respiratorischen Erkrankung, die mit blutig-fibrinösem Sekret in der Trachea (Abb. 29) sowie deutlicher Atemnot einhergeht (SCHMIDT, 1992). Zusätzlich können Rhinitis, Sinusitis, Konjunktivitis und ein bis zu 60%iger Rückgang der Legeleistung auftreten (JUNGBÄCK, 1997). Die Mortalitätsrate beträgt 10-20% (SCHMIDT, 1992), kann aber auch auf 50% ansteigen (JUNGBÄCK, 1997).

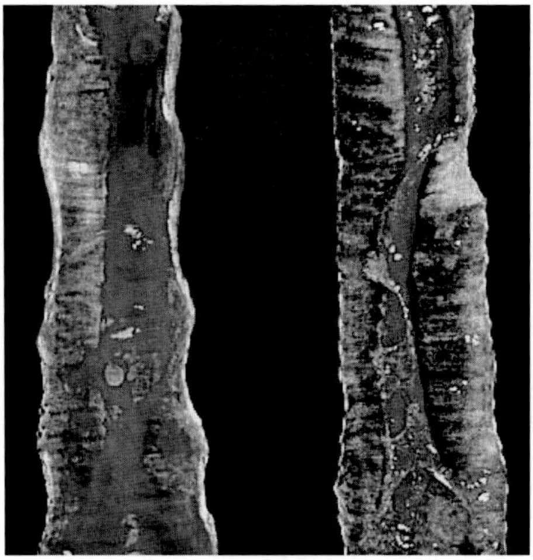

Abb. 29: Trachealläsionen mit blutig-fibrinösem Sekret eines an ILT erkrankten Haushuhns (*Gallus gallus*) (nach Lohmann Animal Health, 2012)

5.3 Egg-Drop-Syndrome (EDS)

Durch ein hämagglutinierendes aviäres Adenovirus (MONREAL, 1992), welches durch eine hohe Tenazität gekennzeichnet ist, wird das EDS, das meist ohne erkennbare Krankheitssymptome abläuft, mit einer Inkubationszeit von 8-14 Tagen p.i. hervorgerufen (JUNGBÄCK, 1997). Diese Viruserkrankung, deren Infektion vertikal mit anschließender horizontaler Weiterverbreitung erfolgt, verursacht zum einen den

Rückgang der Legeleistung um bis zu 50% und zum anderen wie bei der IB die Bildung von nicht gefärbten, dünnschaligen oder schalenlosen Eiern (Abb. 30), wobei jedoch die innere Eiqualität nicht oder kaum betroffen ist (MCFERRAN et al., 1978; HESS und MONREAL, 2005). Der Krankheitsverlauf und seine Dauer sind abhängig vom Alter der Tiere, Zeitpunkt der Infektion und der Möglichkeit der Ausbreitung innerhalb des Bestandes und variieren demzufolge. Die eigentliche Dauer der Legedepression beträgt ca. zwei bis drei Wochen (MCFERRAN et al., 1978; JUNGBÄCK, 1997), wobei die Schäden der Eischalen und damit die Leistungsminderung sich noch über Wochen hinaus erstrecken können (YAMAGUCHI et al., 1981).

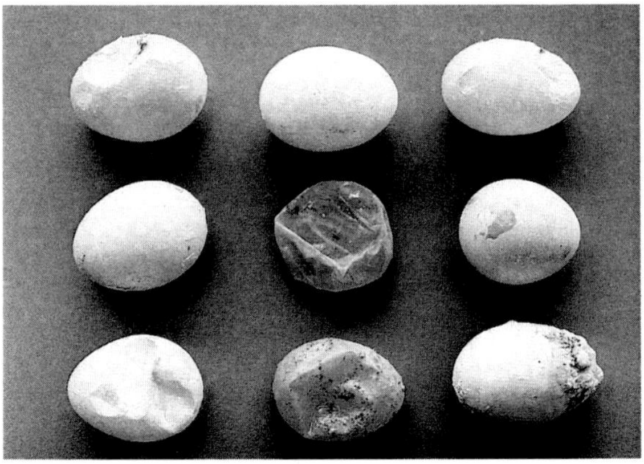

Abb. 30: Defekte Eierschalen eines an EDS erkrankten Haushuhns (*Gallus gallus*) (nach Lohmann Animal Health, 2012)

5.4 Ansteckender Hühnerschnupfen

Bei der *Coryza contagiosa gallinarum* handelt es sich um eine durch *Haemophilus paragallinarum* hervorgerufene hoch kontagiöse respiratorische Infektionskrankheit bei Haushühnern (*Gallus gallus*) aller Altersstufen, die mit einem Rückgang der Legeleisung einhergeht und horizontal übertragen wird (JUNGBÄCK, 1997). Die Tenazität des Erregers ist jedoch gering (JUNGBÄCK, 1997). Bakterielle Sekundärinfektionen durch bspw. Mykoplasmen und Bakterien verschlimmern die Krankheitssymptome bzw. verlängern die Krankheitsdauer, die mit einer Inkubationszeit von ein bis drei Tagen p.i. (JUNGBÄCK, 1997) im Normalfall ca. 14 Tage zu beobachten ist und zur Immunität führt. Im Vergleich zur IB treten bei *Coryza contagiosa gallinarum* neben den respiratorischen Symptomen mehr Ödeme im Bereich des Infraorbitalisinus auf. Die daraus resultierende Schwellung wird im Allgemeinen als „Eulenkopf“

(Abb. 31) bezeichnet (HINZ, 1993). Daneben ist ein geringer Rückgang der Legeleistung von bis zu 20% zu beobachten (JUNGBÄCK, 1997)

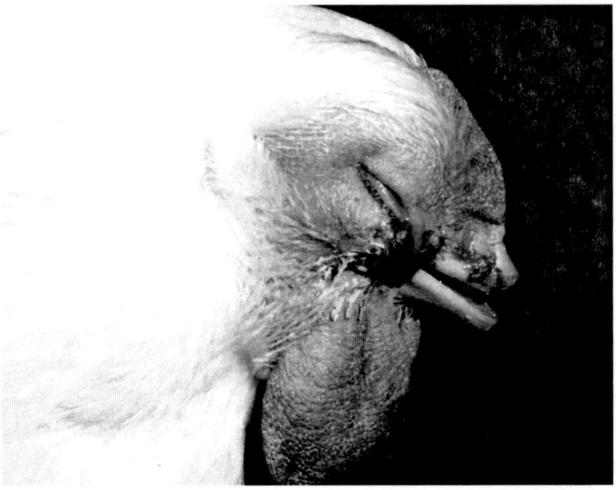

Abb. 31: An Coryza contagiosa gallinarum erkranktes Haushuhn (*Gallus gallus*) mit „Eulenkopf" (nach Cornell University, College of Veterinary Medicine, 2012)

5.5 Chronische Erkrankung der Atemwege (CRD)

Die CRD bei Haushühnern (*Gallus gallus*) wird durch *Mycoplasma gallisepticum* hervorgerufen (MARKHAM und WONG, 1952). Diese subakut bis chronisch verlaufende Infektionskrankheit mit einer Inkubationszeit von wenigen Tagen bis zu drei Wochen zeichnet sich besonders durch exsudativ-entzündliche Prozesse des Respirationstraktes aus (HINZ und BEHR, 2005). Neben den respiratorischen Symptomen treten bei den meist depressiven Tieren zum einen im Bereich des Infraorbitalisinus Schwellungen und zum anderen ein Rückgang der Legeleistung von bis zu 10-40% auf. Die Eier weisen oft Form- und Farbveränderungen, jedoch kaum Stabilitätsmängel auf (KLACZINSKI, 1992).

6 Schutzmaßnahmen und Bekämpfung der Infektiösen Bronchitis

Aufgrund der durch IBV-Infektionen hervorgerufenen hohen wirtschaftlichen Verluste, ist es das Ziel der IB-Bekämpfung, eine weitestmögliche Eindämmung der Erkrankung, für die es keine erregerspezifische Behandlung gibt, zu bewirken. Die Therapiemöglichkeiten nach Ausbruch der Erkrankung sind begrenzt, so dass grundlegende Bekämpfungsstrategien auf hygienischen und immunprophylaktischen Maßnahmen basieren. Zu diesen Maßnahmen zählen zum einen die Einhaltung von Biosicherheitsmaßnahmen, aus denen sich die regelmäßige und vollständige Reinigung und Desinfektion des Stalls mit seinem Inventar, die Kontrolle des Personen- und Fahrzeugverkehrs, die Beachtung einer Mindestleerzeit für die Neueinstallung von Küken inkl. der Nutzung des „all in"/„all out"-Systems sowie die Einstallung von Tieren einer Altersstufe (CAVANAGH und NAQI, 2003; CAVANAGH, 2007) ergeben, und zum anderen die Anwendung passender Impfprogramme. Durch letztere kann mittels Immunprophylaxe durch attenuierte Lebend- und Inaktivimpfstoffe eine Bekämpfung der IB erfolgen, wobei der optimale Impfzeitpunkt vom Titer der maternalen Antikörper bzw. der Restimmunität, vom Management und von der epidemiologischen Situation abhängt. Trotz intensiver Impfmaßnahmen treten aufgrund der hohen Kontagiösität und Variabilität der IB-Viren bzgl. der Antigenität (Serotyp) und Virulenz (Organtropismus), die durch Rekombination (WANG et al., 1993) oder durch spontane Mutation (WANG und KHAN, 2000) entstehen, sowie durch mögliche Immunsuppression, sehr kurze oder sehr lange Zeitabstände zwischen Impfung und Challenge und inadäquate Impfmethoden (DE WIT, 1998; CAVANAGH und NAQI, 2003), häufig Ausbrüche in geimpften Beständen auf (CAVANAGH und NAQI, 2003). Da die Therapiemöglichkeiten, nach Ausbruch der Erkrankung bzw. bei Vorliegen von Sekundärinfektionen durch bspw. Mykoplasmen oder Bakterien, begrenzt sind, besteht nach wie vor ein Bedarf an neuen Impfstoffen und Applikationsmethoden zum Schutz gegen die IB. Daraus folgernd wurden Impf-Untersuchungen mit verschiedenen rekombinanten Fowlpox- und Adenoviren durchgeführt (JOHNSON et al., 2003). Eine weitere Methode ist die *in ovo*-Applikation von Lebendimpfstoff (SELBITZ und TRUYEN, 1997), die sich aufgrund des bestehenden Pathogenitätsrisikos für die Embryonen, da sich alle IBV-Stämme, auch die attenuierten, im Ei vermehren, noch in der Entwicklung befindet (KAPCZYNSKI et al, 2003; ZESHAN et al., 2010).

6.1 Impfstoffe

Nach den Begriffsbestimmungen der deutschen Tierimpfstoff-Verordnung, in der Fassung vom 29.09.2011, werden Vakzinen als Impfstoffe bezeichnet und unterscheiden sich von Arzneimitteln dadurch, dass sie besondere Anforderungen an die Herstellung, Prüfung, Lagerung, Abgabe und Anwendung stellen. Zur Einteilung von Impfstoffen wird im hiesigen Fall nach der Vermehrungsfähigkeit des Antigens differenziert, nach der demzufolge attenuierte Lebendimpfstoffe von Inaktivimpfstoffen mit nicht mehr vermehrungsfähigen Antigenen unterschieden werden. Weitere mögliche Einordnungsmerkmale können zum einen die Anzahl der zugrunde liegenden Antigene sein, nach der von Mono- bzw. Kombinationsimpfstoffen gesprochen wird, und zum anderen lassen sich Impfstoffe auf der Basis von herkömmlich hergestellten Antigenen von solchen aus rekombinanten Antigenen unterscheiden (MOOS und SELBITZ, 2011). Lebendimpfstoffe werden durch Selektion natürlich vorkommender embryoadaptierter Virusstämme, die avirulent und immunogen sein müssen, auf dem klassischen Weg durch Attenuierung in Zellkultur- und Tierpassagen gewonnen (MOOS und SELBITZ, 2011). Weitere Möglichkeiten der Lebendimpfstoffgewinnung sind zum einen die ungezielte Konstruktion durch chemisch induzierte Mutagenese und zum anderen die gezielte Konstruktion durch gentechnische Inaktivierung von virulenzassoziierten Genabschnitten (MOOS und SELBITZ, 2011). Impfstoffe mit vermehrungsunfähigen Antigenen werden aus infiziertem Bursa Homogenat, Zellkulturen oder embryonierten SPF-Hühnereiern, die mittels chemischer und/oder physikalischer Methoden vermehrungsunfähig gemacht wurden, gewonnen, und als Inaktivimpfstoffe bezeichnet (REDMANN et al., 1992). Im Gegensatz zu Lebendimpfstoffen benötigen sie zwecks besserer und längerdauernder immunogener Wirkung den Zusatz von geeigneten Adjuvantien wie bspw. ISCOMs (Immune Stimulating Complexes) oder Ölemulsion (REDMANN et al., 1992; MOOS und SELBITZ, 2011), um im nächsten Schritt durch bestimmte Kultivierungsbedingungen die Expression immunisierender Antigene zu steigern und somit einen erhöhten Gehalt solcher Antigene pro Impfdosis zu sichern (MOOS und SELBITZ, 2011).

6.1.1 Attenuierte Lebendimpfstoffe

Die meisten attenuierten Lebendimpfstoffe sind gegen den Serotyp M41 gerichtet, da diese mit dem Virusstamm M41 (Massachusetts-Serotyp) verwandten IBV-Feldviren weltweit am häufigsten vorkommen (CAVANAGH und GELB, 2008). Dies hat zur Folge, dass bei mehrfach wiederholter Impfung mit dem Massachusettstyp häufig eine Kreuzimmunität gegen andere Serotypen auftritt. Generell ist zwischen homologen und heterologen Lebendimpfstoffen zu differenzieren. Bei den homologen Lebendimpfstoffen handelt es sich um Impfstoffe, die speziell gegen den jeweiligen Serotyp entwickelt wurden. Heterologe Lebendimpfstoffe hingegen nutzen kreuzreagierende Impfstämme (MOOS und SELBITZ, 2011), so dass ein Serotypübergreifender Schutz vorliegt. Solche Serotypen werden auch als Protektotypen bezeichnet (TERRIGINO et al., 2008), zu denen z. B. die Serotypen Ma 5 und UK-4/91 zählen. Somit kann durch die kombinierte Verwendung mehrerer solcher Protektotypen innerhalb eines Impfprogrammes ein noch breiterer Schutz erzielt werden (COOK et al., 1999; TERREGINO et al., 2008). In Europa finden Lebendimpfstoffe mit den Variantstämmen D274, D1466 und UK-4/91 Verwendung (PHILIPP und VOSS, 2005), wobei diese eingesetzt werden müssen, wenn das Vorkommen dieser Varianten in einem Land oder einer Region nachgewiesen worden ist. Die in Deutschland vom Paul-Ehrlich-Institut (PEI) geprüften und zugelassenen IBV-Lebendimpfstoffe auf dem Stand vom 08.06.2012 sind in Tabelle 4 dargestellt.

Tab. 4: In Deutschland zugelassene IBV-Lebendimpfstoffe (nach PEI, 2012)

Bezeichnung des Impfvirus	**Handelsname**	**Hersteller-Firma**
Massachusetts-Serotyp		
H120	Nobilis® IB H120	Intervet Deutschland GmbH/ MSD Tiergesundheit/ MERCK Animal Health
	Poulvac® IB H120	Pfizer Animal Health
	Poulvac® IB-Primer	Pfizer Animal Health
	AviPro IB H120	Lohmann Animal Health
	AviPro ND-IB LASOTA	Lohmann Animal Health
	HatchPak IB H120	Merial GmbH
H52	Nobilis® IB H52	Intervet Deutschland GmbH/ MSD Tiergesundheit/ MERCK Animal Health
	AviPro IB H52	Lohmann Animal Health
Ma 5	Nobilis® IB Ma 5	Intervet Deutschland GmbH/

		MSD Tiergesundheit/ MERCK Animal Health
	Nobilis® Ma 5 + Clone 30	Intervet Deutschland GmbH/ MSD Tiergesundheit/ MERCK Animal Health
1263	Poulvac® IB MM	Pfizer Animal Health
Variantstämme		
UK-4/91	Nobilis® IB 4/91	Intervet Deutschland GmbH/ MSD Tiergesundheit/ MERCK Animal Health
CR88121	Gallivac IB88	Merial GmbH
D274	Nobilis® IB D274	Intervet Deutschland GmbH/ MSD Tiergesundheit/ MERCK Animal Health
D1466	Nobilis® IB D1466	Intervet Deutschland GmbH/ MSD Tiergesundheit/ MERCK Animal Health

Diese Lebendimpfstoffe finden ihre Anwendung als unterschiedlich stark Ei-adaptierte Impfstoffe. Hierzu zählen das Impfvirus H120, welches der 120. Eipassage von Virusstamm M41 (Massachusetts-Serotyp) entspricht und H52, welches der 52. Eipassage von Virusstamm M41 (Massachusetts-Serotyp) entspricht. Da IB-Viren durch Eipassagen ihre Pathogenität für ihren natürlichen Wirt, das Haushuhn (*Gallus gallus*), schnell verlieren, führt die mit der Adaption verbundene Modifikation der Oberflächenantigene zu einer verminderten Immunogenität (BEAUDETTE und HUDSON, 1937). Dementsprechend erfolgt die Immunprophylaxe gegen die IB in Form einer Zwei-Stufen-Impfung, bei der für die Grundimmunisierung H120 aufgrund der guten Verträglichkeit bei bis zu vier Wochen alten Küken bzgl. der hohen Passagezahl, und zum besseren Impfschutz als Zweit- oder Drittimpfung H52 aufgrund höherer Restvirulenz als auch größerer Immunogenität, verwendet wird (REDMANN et al., 1992) (Tab. 5). Eine zeitgerechte Impfung *via* Trinkwasser oder durch Spray- oder Aerosolverfahren (REDMANN et al., 1992) ist aufgrund der Tatsache, dass vorhandene maternale Immunität oder Restimmunität nach vorausgegangenen Impfungen die Wirksamkeit einer Impfung negativ beeinflussen, durchzuführen. Die Lebendimpfstoffe regen im Körper zum einen die Bildung humoraler Antikörper an und stimulieren zum anderen die zelluläre und lokale Immunabwehr (REDMANN et al., 1992). Durch die Vermehrung des attenuierten Impfvirus im Wirt, besonders im Gewebe von Trachea, Lunge, Milz und Nieren (SIMIC, 1972), kann bereits mit einer geringen Virusdosis, wobei die minimale immunisierende Dosis meist $10^3 EID_{50}$ ist, ein guter Immunschutz erreicht werden (REDMANN et al., 1992) (Tab. 5).

Tab. 5: IBV-Impfstoffe (nach REDMANN et al., 1992)

Impfantigen	**Virusgehalt**	**Formulierung**	**Anwendung**
H120	$10^3 EID_{50}$	lypholisiert	Erstimpfung (Trinkwasser, Spray, Aerosol)
H52	$10^3 EID_{50}$	lypholisiert	Wiederholungsimpfung (Trinkwasser, Spray, Aerosol)

Bei der Anwendung der Lebendimpfstoffe sind Herstellerangaben bzgl. Impfdosis, Impfalter, Applikationsweg, Schutzdauer und Indikatoren zu beachten. Nachteile liegen jedoch in der Virusausscheidung des applizierten Impfvirus und in der Virusausstreuung (REDMANN et al., 1992; WOERNLE und HAFEZ, 1992) sowie in der Virusinterferenz. Letztere führt zu einer einseitigen Hemmung der Virusvermehrung bei gleichzeitiger Verwendung verschiedener Variantstämme (WINTERFIELD, 1968).

6.1.2 Inaktivimpfstoffe

Hauptbestandteil aller in Deutschland zugelassenen IB-Inaktivimpfstoffe ist der Virusstamm M41 (Massachusetts-Serotyp), wobei manche Impfstoffe noch zusätzlich Variantstämme wie z. B. D274 (Nobilis® IB Multi, Intervet Deutschland GmbH/MSD Tiergesundheit/MERCK Animal Health) enthalten können (Tab. 6). D. h. Inaktivimpfstoffe liegen zumeist als Kombinationen aus inaktivierten Impfviren gegen die IB und andere Erkrankungen wie z. B. ND und EDS vor (REDMANN et al., 1992). Die Kombination von verschiedenen Serotypen ist bei Inaktivimpfstoffen möglich, da diese sich im Wirt nicht vermehren (REDMANN et al., 1992) und infolgedessen auch keine gegenseitige Hemmung auftreten kann.

Tab. 6: In Deutschland zugelassene IBV-Inaktivimpfstoffe (nach PEI, 2012)

Handelsname	Bezeichnung des Impfvirus	Hersteller-Firma
Nobilis® IB+G+ND	M41 IBDV: D 78 NDV: Clone 30	Intervet Deutschland GmbH/ MSD Tiergesundheit/ MERCK Animal Health
Nobilis® IB+ND	M41 NDV: Clone 30	Intervet Deutschland GmbH/ MSD Tiergesundheit/ MERCK Animal Health
Nobilis® IB+ND+EDS	M41 NDV: Clone 30 EDSV: BC-14	Intervet Deutschland GmbH/ MSD Tiergesundheit/ MERCK Animal Health
Nobilis® Reo+IB+G+ND	M41, IBDV: D 78 NDV: Clone 30 ReoV: 1733, 2408	Intervet Deutschland GmbH/ MSD Tiergesundheit/ MERCK Animal Health
Nobilis® IB Multi+G+ND	M41 und D207/274 NDV: Clone 30 IBDV. D78	Intervet Deutschland GmbH/ MSD Tiergesundheit/ MERCK Animal Health
Nobilis® IB Multi+ND+EDS	M41 und D207/D274 NDV: Clone 30 EDSV: BC-14	Intervet Deutschland GmbH/ MSD Tiergesundheit/ MERCK Animal Health
Nobilis® RT+IB+Multi+G+ND	M41 und D207/274 NDV: Clone 30 IBDV:D78 ARTV: BUT1#8544	Intervet Deutschland GmbH/ MSD Tiergesundheit/ MERCK Animal Health
Nobilis® RT+IB+Multi+ND+EDS	M41 und D207/274 NDV: Clone 30 ARTV: BUT1#8544 EDSV: BC14, 249g	Intervet Deutschland GmbH/ MSD Tiergesundheit/ MERCK Animal Health
Gallimune 302 ND+IB+EDS	M41, NDV: Ulster 2C EDSV: V127	Merial GmbH
Gallimune 407 ND+IB+EDS+ART	M41, NDV: Ulster 2C EDSV: V127 ARTV: VC03	Merial GmbH

Aufgrund der Tatsache, dass Inaktivimpfstoffe vor ihrer Inaktivierung einen im Vergleich zu Lebendimpfstoffen höheren Virusgehalt aufweisen müssen, eignen sich für die Gewinnung von relativ hohen Konzentrationen mit dem Virusstamm M41 (Massachusetts-Serotyp) verwandte IBV-Feldviren (CAVANAGH und GELB, 2008), die eine gute Immunogenität aufweisen, mit niedriger Passagezahl (FENNER et al., 1993). Diese inaktivierten Impfstoffe regen im Körper die Bildung humoraler Antikörper an, während die lokale und zelluläre Immunabwehr nicht stimuliert werden (REDMANN et al., 1992). Sie müssen demnach in Form von Ölemulsionen parenteral, d. h. entweder subkutan oder intramuskulär, appliziert werden, was bei größeren

Beständen einen nicht unerheblichen Aufwand bedeutet, jedoch die Genauigkeit und Nachvollziehbarkeit der Applikation der Impfdosis auf Einzeltierbasis gewährleistet (REDMANN et al., 1992). Der Einsatz der Inaktivimpfstoffe findet ausschließlich bei Legehennen und Elterntieren nach vorheriger Grundimmunisierung mittels attenuiertem Lebendimpfstoff mit einem Abstand von sechs Wochen als abschließende Impfung überwiegend vor dem Zeitpunkt des Legebeginns (BOX et al., 1988) bzw. in Form der Boosterimpfung in der 18. Lebenswoche seine Anwendung, um einen homogenen und langanhaltenden Antikörpertiter zu erreichen (CAVANAGH, 2003). Diese werden als maternale Antikörper über das Ei an die Nachkommen weitergegeben und sorgen für passive Immunität. Wobei die Elterntiere, um hohe Titer der maternalen Antikörper zu erzeugen bzw. zu erhalten, in der Produktionsperiode in zehnwöchigen Abständen nochmals mit Inaktivimpfstoff immunisiert werden können, da die Dauer der maternalen Immunität bzw. die Persistenz der maternalen Antiköpper mit 8-30 Tagen (WYETH und CHETTLE, 1990) von der Konzentration und antigenen Zusammensetzung der Inaktivimpfstoffe bestimmt wird. Grundsätzlich sind bei der Anwendung der Inaktivimpfstoffe die Herstellerangaben bzgl. Impfdosis, Impfalter, Applikationsweg und Schutzdauer zu beachten.

6.1.3 Rechtsgrundlagen

Nach dem Tierseuchengesetz (TierSG), welches in der Fassung vom 22.12.2011 als Gesetz die Bekämpfung von Tierseuchen regelt, dürfen nach §17c nur Impfstoffe in den Verkehr gebracht oder angewendet werden, wenn

1) diese entweder vom Friedrich-Loeffler-Institut (FLI) oder vom Paul-Ehrlich-Institut (PEI) zugelassen worden sind oder
2) ihr Inverkehrbringen durch Rechtsakt der Europäischen Gemeinschaft oder der Europäischen Union genehmigt worden ist.

Zudem ist nach §17d die Herstellung von Impfstoffen an die Zulassung durch die zuständige Behörde gebunden. Die zuständige Zulassungsstelle entscheidet gemäß §22 der Tierimpfstoff-Verordnung, in der Fassung vom 29.09.2011, innerhalb von 210 Tagen über die Zulassung nach §23 auf Grund

1) der Prüfung der von dem Antragsteller eingereichten Angaben und Unterlagen gemäß §20,

2) der Beobachtungen der Mittelprüfungen durch den Hersteller und
3) eigener Untersuchungen der Zulassungsstelle.

7 Zusammenfassung

Die IB ist eine durch das IBV verursachte weltweit enzootisch verbreitete, zyklisch verlaufende und hoch kontagiöse Virus-Infektion, die in sämtlichen Altersstufen der Haushühner (*Gallus gallus*) auftritt, und erstmals 1931 im US-Bundesstaat North-Dakota beschrieben wurde. Das IBV wurde aufgrund seiner morphologischen und biochemischen Eigenschaften in die Familie der Coronaviridae und in die Subfamilie der Coronavirinae Gruppe 3 eingeordnet. Dieses Virus, dessen Genom als ss(+)RNA mit einer Länge von 27.600 bp vorliegt, enthält vier Strukturproteine, die als S-, M-, N- und E-Protein bezeichnet werden. Der gesamte Zyklus der Reproduktion findet entsprechend der Art des Genoms rein zytoplasmatisch in der Wirtszelle statt. Durch Rekombination oder spontane Mutation entstehen beim IBV eine große Anzahl an Serotypen mit hoher genetische Variabilität innerhalb des S1-Gens und unterschiedlichen antigenen Eigenschaften sowie unterschiedlichen Organtropismen.

Die IBV-Infektion erfolgt meist horizontal mittels Tröpfcheninfektion über die Schleimhäute im oberen Respirationstrakt nach Niesen, über kontaminiertes Trinkwasser, Futter oder kotstaubhaltige Luft. Nach Aufnahme und Vermehrung im oberen Respirationstrakt kommt es entsprechend des Organtropismus des jeweiligen Serotypen zu einer hämatogenen Verbreitung der IB-Viren. Je nach Alter der Tiere und Organtropismus des jeweiligen IBV-Stamms führt eine IBV-Infektion zu verschiedenen klinischen Erscheinungs- und Verlaufsformen der Erkrankung beim Haushuhn (*Gallus gallus*), die eine sehr hohe Morbidität und eine geringe bis mittlere Mortalitätsrate aufweist. Die Diagnostik von IBV-Infektionen sowie die Differentialdiagnostik von verschiedenen akut verlaufenden respiratorischen und mit einem Abfall der Legeleistung geprägten Krankheiten stützen sich auf die Anwendung virologischer, serologischer und molekularbiologischer Methoden.

Aufgrund der durch IBV verursachten hohen wirtschaftlichen Verluste werden neben grundlegenden Bekämpfungsstrategien, die auf hygienischen Maßnahmen basieren, aufgrund der Tatsache, dass das IBV als behülltes Virus eine geringe Tenazität gegenüber chemischen und physikalischen Agenzien besitzt, weltweit Impfprogramme mit attenuierten Lebend- und Inaktvimpfstoffen zur IBV-Bekämpfung durchgeführt. Die Impfprophylaxe gegen die IB geschieht in Deutschland entsprechend durch die vom PEI geprüften und zugelassenen Impfstoffe in Form einer Zwei-Stufen-Impfung. Trotz intensiver Impfmaßnahmen treten aufgrund der hohen Kontagiösität und der Mannigfaltigkeit des IBV bzgl. der Antigenität (Serotyp) und Virulenz (Organtropismus) in geimpften Herden häufig Ausbrüche auf, so dass im Hinblick der begrenzten Therapiemöglichkeiten nach Ausbruch der Erkrankung bzw. bei Vorliegen von Sekundärinfektionen weiterhin der Bedarf an neuen Impfstoffen und Applikationsmethoden besteht.

8 Literarturverzeichnis

ALEXANDER, D. J. und CHETTLE, N. J. (1977)
Procedures for the haemagglutination and the haemagglutination inhibition tests for avian infectious bronchitis virus. Avian Pathol 6, 9-17

ALEXANDER, D. J. und GOUGH, R. E. (1977)
Isolation of avian infectious bronchitis virus from expermentally infected chickens. Rec Vet Sci 23, 344-347

ANDREASEN, J. R. Jr., JACKWOOD, M. W. und HILT, D. A. (1991)
Polymerase chain reaction amplification of the genome of infectious bronchitis virus. Avian Dis 35, 216-220

ANTAKLI, A. (2011)
Molekularbiologische Untersuchungen an 82 Feldisolaten und 9 Reisolaten aus Lebendimpfstoffen des Virus der Infektiösen Bronchitis (Coronaviridae, Speziesgruppe 3) des Haushuhns (*Gallus gallus*). Inaugural-Dissertation, VVB LAUFERSWEILER VERLAG, 1. Auflage, 1-43, 58-66, 108-122

ASPLIN, F. D. (1948)
Identification of infectious bronchitis in England. The Vet Res 60, 485-486

BEAUDETTE, F. R. und HUDSON, C. B. (1937)
Cultivation of the virus of infectious bronchitis. J Am Vet Med Assoc 90, 51-58

BECKER, W. B., MCINTOSH, K., DEES, J. H. und CHANOCK, R. M. (1967)
Morphogenesis of avian infectious bronchitis virus and related human virus (Strain 229E). J Virol 1, 1019-1027

BEER, M. und HAAS, L. (2011)
Direkter Erregernachweis bei Virusinfektionen. In: SELBITZ, H.-J., TRUYEN, U., VALENTIN-WEIGAND, P., Tiermedizinische Mikrobiologie, Infektions- und Seuchenlehre, Enke Verlag in MVS Medizinverlage Stuttgart, 9. Auflage, 61-82

BISGAARD, M. (1976)
The influence of infectious bronchitis virus on egg production, fertility, hatchability and mortality rate in chickens. Nord Vet Med 28, 368-376

BMELV (eingesehen 30.07.2012)
http://www.bmelv.de/DE/Startseite/startseite_node.html;jsessionid=BC63C8807E2CFFCFCDF974C597E4198A.2_cid252,
Tierseuchengesetz:
http://www.bmelv.de/SharedDocs/Rechtsgrundlagen/T/Tierseuchengesetz.html
Tierimpfstoff-Verordnung:
http://www.bmelv.de/SharedDocs/Rechtsgrundlagen/ T/Tierimpfstoff-VO.html

BOX, P. G., HOLMES, H. C., FINNEY, P. M. und FROYMANN, R. (1988)
Infectious bronchitis in laying hens: the relationship between haemagglutination inhibition antibody levels and resistance to experimental challenge. Avian Pathol 17, 349-361

BROADFOOT, D.I., POMEROY, B.S., und SMITH, W.M., JR. (1954)
Effect of infectious bronchitis on egg production. J Am Vet Med Assoc 124, 128-130

BUTHALA, D. A. (1956)
Some properties of the avian bronchitis virus, Ph. D. Thesis, Iowa State College

CALLISON, S., HILT, D. A. und JACKWOOD, M. (2005a)
Using DNA shuffling to create novel infectious bronchitis virus s1 genes: implications for s1 gene recombination. Virus Genes 31, 5-11

CALLISON, S. A., HILT, D. A. und JACKWOOD, M. W. (2005b)
Rapid differentiation of avian infectious bronchitis virus isolates by sample to residual ratio quantitation using realtime reverse transcriptase-polymerase chain reaction. J Virol Methods 124, 183-190

CASAIS, R., DOVE, B., CAVANAGH, D. und BRITTON, P. (2003)
Recombinant avian infectious bronchitis virus expressing a heterologous spike gene demonstrates that the spike protein is a determinant of cell tropism. J Virol 77, 9084-9089

CASAIS, R., DAVIES, M., CAVANAGH, D. und BRITTON, P. (2005)
Gene 5 of the avian Coronavirus infectious bronchitis virus is not essential for replication. J Virol 79, 8065-8078

CAVANAGH, D. (1981)
Structural polypeptides of coronavirus IBV. J Gen Virol 53, 93-103

CAVANAGH, D. (1983)
Coronavirus IBV: structural characterization of the spike proteins. J Gen Virol 64, 2577-2583

CAVANAGH, D. (1983a)
Coronavirus IBV glycopolypeptides: size of their polypeptide moieties and nature of their oligosaccharides. J Gen Virol 64, 1187-1191

CAVANAGH, D., DARBSHIRE, J. H., DAVIS, P. und PETERS, R. W. (1984)
Induction of humoral neutralising and haemagglutination-inhibiting antibody by the spike protein of avian infectious bronchitis virus. Avian Pathol 13, 573-583

CAVANAGH, D., DAVIS, J. P., DARBYSHIRE, J. H. und PETERS, R. W. (1986)
Coronavirus IBV, Virus retaining spike glycopeptide S2 but no S1 is unable to induce virus-neutralizing or haemagglutination-inhibiting antibody, or induce chicken tracheal protection. J Gen Virol 67, 1435-1442

CAVANAGH, D. und DAVIS, J. P. (1986)
Coronavirus IBV: Removal of spike glycopeptide S2 by urea abolishes infectivity and haemagglutination but not attachment to cells. J Gen Virol 67, 1443-1448

CAVANAGH, D., BRIAN, D. A., BRINTON, M. A., ENJUANES, L., HOLMES, K. V., HORZINEK, M. C., LAI., M. M. C., LAUDE, H., PLAGEMANN, P. G. W., SIDDELL, S. G., SPAAN, W. J. M., TAGUCHI, F. und TALBOT, P. J. (1995)
Coronaviridae. In: MURPHY, F. A., FOUQUET, C. M., BISHOP, D. H. L., GHABRIAL, S. A., JARVIS, A. W., MARTELLI, G. P. and SUMMERS, M. D., 6th Report on the International Committee on Taxonomy of Viruses, Springer Verlag, 407-411

CAVANAGH, D. und NAQI, S. (1997)
Infectious bronchitis. In: CALNEK, B. W., BARNES, H. J., BEARD, C. W., MCDOUGALD, L. R. and SAIF, Y.M., Diseases of Poultry, Iowa State University Press, 10. Auflage, 511-526

CAVANAGH, D., ELLIS, M .M. und COOK, J. K. A. (1997)
Relationship between sequence variation in the S1 spike protein of infectious bronchitis virus and the extent of cross-protection in vivo. Avian Pathol 26, 63-74

CAVANAGH, D. (1998)
Discussion of issues raised during the 1998 international symposium on infectious bronchitis and pneumovirus infections in poultry. International Symposium on Infectious Bronchitis and Pneumovirus Infections in Poultry, Rauischholzhausen, 15-18 Juni 1998, 373-380

CAVANAGH, D. (2003)
Severe acute respiratory syndrome vaccine development: experiences of vaccination against avian infectious bronchitis coronavirus. Avian Pathol 32, 567-582

CAVANAGH, D. und NAQI, S. A. (2003)
Infectious Bronchitis. In: SAIF, M., BARNES, H. J., GLISSON, J. R., FADLY, A. M., MCDOUGALD, L. R., and SWAYNE, D. E., Diseases of Poultry, Iowa State University Press, 11. Auflage, 101-119

CAVANAGH, D. (2005)
Coronaviruses in poultry and other birds. Avian Pathol 34, 439-448

CAVANAGH, D. (2007)
Coronavirus avian infectious bronchitis virus. Vet Rec 38, 281-297

CAVANAGH, D. und GELB, J. JR. (2008)
Infectious Bronchitis. In: SAIF, M., FADLY, A. M., GLISSON, J. R., MCDOUGALD, L. R., NOLAN, L. K. and SWAYNE, D. E., Diseases of Poultry, Blackwell Publishing, 12. Auflage, 117-135

COLWELL, W.M. und LUKERT, P.D. (1969)
Effects of avian infectious bronchitis virus (IBV) on tracheal organ cultures. Avian Dis 13, 888-894

COOK, J. K., DARBYSHIRE, J. H. und PETERS, R. W. (1976)
The use of chicken tracheal organ cultures for the isolation and assay of avian infectious bronchitis virus. Arch Virol 50, 109-118

COOK, J.K.A. (1983)
Isolation of a new serotype of infectious bronchitis-like virus from chickens in England. Vet Rec 112, 104-105

COOK, J. K. A. (1984)
The classification of new serotypes of infectious bronchitis virus isolated from poultry flocks in Britain between 1981 and 1983. Avian Pathol 13, 733-741

COOK, J. K. A. und HUGGINS, M. B. (1986)
Newly isolated serotypes of infectious bronchitis virus: Their role in disease. Avian Pathol 15, 129-138

COOK, J. K., SMITH, H. W. und HUGGINS, M. B. (1986)
Infectious bronchitis immunity: its study in chickens experimentally infected with mixtures of infectious bronchitis virus and Escherichia coli. J Gen Virol 67, 1427-1434

COOK, J. K., HUGGINS, M. B. und ELLIS, M. M. (1991)
Use of an infectious bronchitis virus and Escherichia coli model infection to assess the ability to vaccinate successfully against infectious bronchitis in the presence of maternally-derived immunity. Avian Pathol 20, 619-626

COOK, J. K. A., ORBELL, S. J., WOODS, M. A. und HUGGINS, M. B. (1999)
Breath of protection of the respiratory tract provided by different live.attenuated infectious bronchitis vaccines against challenge with infectious bronchitis viruses of heterologous serotypes. Avian Pathol, 477-485

COWEN, B. S., WIDEMAN, R. F., ROTHENBACHER, H. und BRAUNE, M. O. (1987)
An outbreak of avian urolithiasis on a large commercial egg farm. Avian Dis 31, 392-397

CORNELL UNIVERSITY, COLLEGE OF VETERINARY MEDICINE (eingesehen 30.07.2012)
http://www.vet.cornell.edu/,
http://partnersah.vet.cornell.edu/avian-atlas/search/disease

COWEN, B. S. und HITCHNER, S. B. (1975a)
pH stability studies with avian infectious bronchitis virus (Coronavirus) strains. J Virol 15, 430-432

COWEN, B. S., WIDEMAN, R. F., ROTHENBACHER, H. und BRAUNE, M. O. (1987)
An outbreak of avian urolithiasis on a large commercial egg farm. Avian Dis 31, 392-397

CRINION, R. A. P. (1972)
Egg quality and production following infectious bronchitis virus exposure at one day old. Poult Sci 51, 582-585

CUMMING, R. B. (1963)
Infectious avian nephrosis (uraemia) in Australia. Aus Vet J 39, 145-147

CUMMING, R. B. (1969)
The control of avian infectious bronchitis/nephrosis in Australia. Aus Vet J 45, 200-203

CUMMING, R. B. (1970)
Studies on Australian infectious bronchitis virus. IV. Apparent farm-to-farm airborne transmission of infectious bronchitis virus. Avian Dis 14, 91-195

CUNNINGHAM, C. H. und STUART, H. O. (1946)
The effect of certain chemical agents on the virus of infectious bronchitis of chicks. Am J Vet Res 7, 466-469

CUNNINGHAM, C. H. (1970)
Avian infectious bronchitis. Advances in Veterinary Science and Comparative Medicine 14, 105-148

DARBYSHIRE, J. H., ROWELL, J. G., COOK, J. K. und PETERS, R. W. (1979)
Taxonomic studies on strains of avian infectious bronchitis virus using neutralisation tests in tracheal organ cultures. Arch Virol 61, 227-238

DAVIES, H. A. und MACNAUGHTON, M. R. (1979)
Comparison of the morphology of three coronaviruses. Arch Virol 59, 25-33

DE QUADROS, V. L. (2011)
Das Infektiöse Bronchitis Virus (IBV): Molekularbiologische Untersuchungen zur Diagnostik und zum Vorkommen sowie zur Pathogenität des Genotyps IBV QX in spezifisch pathogenfreien (SPF) Broilern, Mensch und Buch Verlag, Dissertation 188, 2-19, 31-47, 98-113

DE VRIES, A.A., HORZINEK, M.C., ROTTIER, P.J., und DE GROOT, R.J. (1997)
The genome organisation of the nidovirales: similarities and differences between arteri- toro- and coronaviruses. Seminars Virol 8, 33-47

DE WIT, J. J. (1998)
Detection of IgM by ELISA after IBV vaccination. In: KALETA, E. F. und HEFFELS-REDMANN, U., International Symposium on Infectious Bronchitis and Pneumovirus infections in Poultry. Rauischholzhausen, 361-365

DE WIT, J. J., MEKKES, D. R., KOUWENHOVEN, B. und VERHEIJDEN, J. H. (1997)
Sensitivity and specificity of serological tests for infectious bronchitis virus antibodies in broilers. Avian Pathol 26, 105-118

DE WIT, J. J. (2000)
Detection of Infectious bronchitis virus. Avian Pathol 29, 71-93

DELAPLANE, J. P. (1947)
Technique for isolation of infectious bronchitis or Newcastle virus including observation on the use of streptomycin in overcoming bacterial contaminant. Veterinary Bullettin 21

DHINAKAR RAJ, G. und JONES, R. C. (1997)
Infectious bronchitis virus: Immunopathogenesis of infection in the chicken. Avian Pathol 26, 677-706

DUTTA, S. K. (1975)
Morphological changes of chicken tracheas and tracheal organ cultures infected with avian infectious bronchitis virus studied in scanning electron microscope. Avian Dis 19, 429-436

DVG (eingesehen 30.07.2012)
http://www.dvg.net/index.php?id=145,
http://www.dvg.net/fileadmin/Bilder/DVG/PDF/13-Liste.pdf

EL HOUADFI, M., EL BOUZIDI, H., NAJAT. OUALIT, JONES, R. C., JORDAN, F. T. W. und COOK, J. K. A. (1991)
Enterotropic infectious bronchitis (strain G) in layers. II. International Symposium on Infectious Bronchitis, Rauischholzhausen, 3-6 Juni 1991, 27-136

FAHEY, J. E. und CRAWLEY, J. F. (1956)
Propagation of infectious bronchitis virus in tissue culture. Can J Microbiol 2, 503-510

FARMERS WEEKLY (eingesehen 30.07.2012)
http://www.fwi.co.uk/academy/article/117748/infectious-bronchitis-d388.html

FENNER, F. J., GIBBS, E. P. J., MURPHY, F. A., ROTT, R., STUDDERT, M. J. und WHITE, D. O. (1993)
Coronaviridae. Vet Virol, 2. Auflage, 785-822

FRANGIPANI, G. A. (2002)
Vergleich verschiedener Untersuchungsmethoden zum Nachweis einer experimentellen Infektion mit dem Virus der Infektiösen Bronchitis der Hühner im Rahmen der Wirksamkeitsprüfung von Impfstoffen. Inaugural-Dissertation, 1-61, 76-103, 106-218

GELB, J. JR., PERKINS, B. E., ROSENBERGER, J. K. und ALLEN, P. H. (1981)
Serologic and cross-protection studies with several infectious bronchitis virus isolates from Delmarva-reared broiler chickens. Avian Dis 25, 655-666

GELB, J. JR. (1989)
Infectious Bronchitis. In: PURCHASE, H. G., ARP, L. H., DOMERMUTH, C. H. und PEARSON, J. E., A laboratory manual for the isolation and identification of avian pathogens, 3th. American Association of Avian Pathologists., 124-127

GILETTE, K. G. (1973)
Plaque formation by infectious bronchitis virus in chicken embryo kidney cell cultures. Avian Dis 17, 369-378

GONZALEZ, J.M., GOMEZ-PUERTAS, P., CAVANAGH, D., GORBALENYA, A.E., und ENJUANES, L. (2003)
A comparative sequence analysis to revise the current taxonomy of the family Coronaviridae. Arch. Virol 148, 2207-2235

HAAS, L. (2011)
Spezielle Virologie, Newcastle-Krankheit. In: SELBITZ, H.-J., TRUYEN, U., VALENTIN-WEIGAND, P., Tiermedizinische Mikrobiologie, Infektions- und Seuchenlehre, Enke Verlag in MVS Medizinverlage Stuttgart, 9. Auflage, 554-555

HANDBERG, K. J., NIELSEN, O. L., PEDERSEN, M. W. und JORGENSEN, P. H. (1999)
Detection and strain differentiation of infectious bronchitis virus in tracheal tissues from experimentally infected chickens by reverse transcription-polymerase chain reaction. Comparison with an immunohistochemical technique. Avian Pathol 28, 327-335

HESS, M. und MONREAL, G. (2005)
Coronaviridae; Egg Drop Syndrome 1976 (EDS 76). In: SIEGMANN, O. und NEUMANN, U., Kompendium der Geflügelkrankheiten, Schlütersche Verlagsgesellschaft mbH & Co., 6. Auflage, 152-156; 174-176

HINZ, K.-H. und BEHR, K.-P. (2005)
Aviäre Mykoplasmen. In: SIEGMANN, O. und NEUMANN, U., Kompendium der Geflügelkrankheiten, Schlütersche Verlagsgesellschaft mbH & Co. KG, 6. Auflage, 266-276

HODGSON, T., BRITTON, P. und CAVANAGH, D. (2006)
Neither the RNA nor the proteins of open reading frames 3a and 3b of the coronavirus infectious bronchitis virus are essential for replication. J Virol 80, 296-305

HOFSTAD, M. S. (1956)
Stability of avian infectious bronchitis virus at 56°C. Cornell Vet 46, 122-128

HOFSTAD, M. S. und YODER, H. W. JR. (1966)
Avian infectious bronchitis-virus distribution in tissues of chicks. Avian Dis 10, 230-239

HOFSTAD, M. S. (1967)
Immunity following aerosol exposure to high-embryo-passage avian infectious bronchitis virus. Avian Dis 11, 452-458

HOFSTAD, M. S. (1984)
Avian infectious bronchitis. In: HOFSTAD, M. S., BARNES, H. J., CALNEK, B. W., REID, W. M. and YODER, H. W., Diseases of Poultry, Iowa State University Press, 8. Auflage, 429-443

IGNJATOVIC, J. und ASHTON, F. (1996)
Detection und differentiation of avian infectious bronchitis viruses using a monoclonal antibody-based ELISA. Avian Pathol 25, 721-736

IGNJATOVIC, J. und SAPATS, S. (2000)
Avian infectious bronchitis vius. Rev. sci. tech. Off. Int. Epiz. 19(2), 493-508

INTERVET DEUTSCHLAND GMBH (eingesehen 30.07.2012)
http://www.msd-tiergesundheit.de/,
http://www.msd-tiergesundheit.de/species/poultry/produkte.aspx

JACKWOOD, M. W., KWON, H. M. und HILT, D. A. (1992)
Infectious bronchitis virus detection in allantoic fluid using the polymerase chain reaction and a DNA probe. Avian Dis 36, 403-409

JIA, W., KARACA, K., PARRISH, C.R., und NAQI, S.A. (1995)
A novel variant of avian infectious bronchitis virus resulting from recombination among three different strains. Arch Virol 140, 259-271

JOHNSON, M.A., POOLEY, C., IGNJATOVIC, J., und TYACK, S.G. (2003)
A recombinant fowl adenovirus expressing the S1 gene of infectious bronchitis virus protects against challenge with infectious bronchitis virus, Vaccine 21, 2730-2736

JONES, R. C. und AMBALI, A. G. (1987)
Re-excretion of an enterotropic infectious bronchitis virus by hens at point of lay after experimental infection at day old. Vet Rec 120, 617-620

JONES, R. C., SAVAGE, C. E., WORTHINGTON, K. J. und HUGHES, L. A. (2009)
Observations on global and local epidemiology of avian coronavirus. In: HEFFELS-REDMANN, U., SOMMER, D. und KALETA, E. F., VI International Symposium on Avian Corona- and Pneumoviruses and Complicating Pathogens, 2-6

JUNGBÄCK, C. (1997)
Schutzimpfungen beim Geflügel. In: SELBITZ, H.-J. und MOOS, M., Tierärztliche Impfpraxis, Ferdinand Enke Verlag Stuttgart, 161-162, 164-165, 176-178, 181-183, 185- 186, 192

JUNGHERR, E. L., CHOMIAK, T. W. und LUGINBUHL, R. E. (1956)
Immunologic differences in strains of infectious bronchitis virus. Proceedings of the 60th Annual Meeting of the US Livestock Sanitary Association, Chicago, 203-209

KALETA, E. F. (1992)
Newcastle-Krankheit. In: HEIDER, G. und MONREAL, G. unter Mitwirkung von MESZAROS , J., Band I, Krankheiten der Wirtschaftsgeflügel. Ein Handbuch für Wissenschaft und Praxis, Gustav Fischer Verlag Jena, 590-624

KALETA, E. F. und WERNER, O. (2005)
Paramyxoviridae, Newcastle-Krankheit (NK). In: SIEGMANN, O. und NEUMANN, U., Kompendium der Geflügelkrankheiten, Schlütersche Verlagsgesellschaft mbH & Co. KG, 6. Auflage, 142-148

KAPCZYNSKI, D. R., HILT, D. A., SHAPIRO, D., SELLERS, H. S. und JACKWOOD, M. W. (2003)
Protection of chickens from infectious bronchitis by in ovo and intramuscular vaccination with a DNA vaccine expressing the S1 glycoprotein. Avian Dis 47, 272-285

KARACA, K. und NAQI, S. (1993)
A monoclonal antibody-based ELISA to detect serotype-specific infectious bronchitis virus antibodies. Vet Microbiol 34, 249-257

KING, D. J. und HOPKINS, S. R. (1983)
Evaluation of the hemagglutination-inhibition test for measuring the response of chickens to avian infectious bronchitis virus vaccination. Avian Dis 27, 100-112

KLACZINSKI, K. (1992)
Erkrankungen der eibildenden und –ableitenden Organe. In: HEIDER, G. und MONREAL, G. unter Mitwirkung von MESZAROS , J., Band II, Krankheiten der Wirtschaftsgeflügel. Ein Handbuch für Wissenschaft und Praxis, Gustav Fischer Verlag Jena, 685-690

KOCH, G., HARTOG, L., KANT, A., VAN ROOZELAAR, D. und DE BOER, G. F. (1986)
Antigenic differentiation of avian bronchitis virus variant strains employing monoclonal antibodies. Is J Vet Med 42, 89-97

KÖNIG, M. und THIEL, H.-J. (2011)
Spezielle Virologie, Familie Coronaviridae. In: SELBITZ, H.-J., TRUYEN, U., VALENTIN-WEIGAND, P., Tiermedizinische Mikrobiologie, Infektions- und Seuchenlehre, Enke Verlag in MVS Medizinverlage Stuttgart, 9. Auflage, 580-584, 595-597

KWON, H. M., JACKWOOD, M. W. und GELB, J., Jr. (1993)
Differentiation of infectious bronchitis virus serotypes using polymerase chain reaction and restriction fragment length polymorphism analysis. Avian Dis 37, 194-202

LANDMAN, W. J. M., DWARS, R. M. und DE WIT, J. J. (2005)
High incidence of false layers in (re)production hens supposedly attributed to a juvenile infectious bronchitis virus infection. Proceedings of the14th World Veterinary Poultry Congress, Istanbul, 369

LAI, M. M. und CAVANAGH, D. (1997)
The molecular biology of coronaviruses. Advences in Virus Res 48, 1-100

LAI, M. M. C., PERLMAN, S. und ANDERSON, L. J. (2007)
Coronaviridae. In: KNIPE, D. M. und PETER, M., Fields Virology, Lippincott Williams & Wilkins, 5. Auflage, 1305-1335

LI, D. und CAVANAGH, D. (1990)
Role of pH in syncytium induction and genome uncoating of avian infectious bronchitis coronavirus (IBV). Adv Exp Med Biol 276, 33-36

LI, D. und CAVANAGH, D. (1992)
Coronavirus IBV-induced membrane fusion occurs at near-neutral pH. Arch Virol 122, 307-316

LIU, D.X. und INGLIS, S.C. (1991)
Association of the infectious bronchitis virus 3c protein with the virion envelope. Virology 185, 911-917

LIU, S. und KONG, X. (2004)
A new genotype of nephropathogenic infectious bronchitis virus circulating in vaccinated and non-vaccinated flocks in China. Avian Pathol 33, 321-327

LOHMANN ANIMAL HEALTH (eingesehen 30.07.2012)
http://www.lah.de/,
http://www.lah.de/Avian-Vaccines.8.0.html,
http://www.lah.de/Infectious-Bronchitis.141.0.html,
http://www.lah.de/Infectious-Bronchitis.91.0.html?&L=rqllzjsppwzhde,
http://www.lah.de/Egg-Drop-Syndrome.93.0.html?&L=ldovpjhdnqfjprgz,
http://www.lah.de/Infectious-Coryza.89.0.html?&L=2,
http://www.lah.de/Infectious-Laryngotracheitis.88.0.html,
http://www.lah.de/Newcastle-Disease.101.0.html

LOHR, J. E. (1980)
Infectious bronchitis agar-gel precipitin est. Use of infected allantois fluid as antigen. Avian Dis 24, 463-467

LOHR, J. E. (1981)
Diagnosis of Infectious bronchitis (IB) by examination of tracheal mucus for IB-precipating antigens. Avian Dis 25, 1058-1064

LOOMIS, L.N., CUNNINGHAM, C.H., GRAY, M.L. und THORP, F. (1950)
Pathology of the chicken embryo infected with infectious bronchitis virus. Am J Vet Res 11, 245-251

MARQUARDT, W. W., SNYDER, D. B. und SCHLOTTHOBER, B. A. (1981)
Detection and quantification of antibodies to infectious bronchitis virus by enzyme-linked immunosorbent assay. Avian Dis 25, 713-722

Mayr, A. (2006)
Infektiöse Bronchitis des Huhnes; Newcastle disease. In: MAYR, A. und ROLLE, M., Medizinische Mikrobiologie, Infektions- und Seuchenlehre, Enke Verlag in MVS Medizinverlage Stuttgart, 8. Auflage, 255-266

MCFERRAN, J. B., MCCRACKEN, R. M., MCKILLOPP, E. R., MCNULTY, M. S. und COLLINS, D.S. (1978)
Studies on depressed egg production syndrome in Northern Ireland. Avian Pathol 7, 35-47

MERCK ANIMAL HEALTH (eingesehen 30.07.2012)
http://www.merck-animal-health.com/,
http://www.merck-animal-health.com/species/poultry/index.aspx,
http://www.merck-animal-health.com/ipg/poultry.aspx

MERIAL GMBH (eingesehen 30.07.2012)
http://merial.com/EN/Pages/default.aspx,
http://ph.merial.com/poultry/products.asp

MOCKETT, A. P. und DARBYSHIRE, J. H. (1981)
Comparative studies with an enzyme-linked immunosorbent assay (ELISA) for antibodies to avian infectious bronchitis virus. Avian Pathol 10, 1-10

MOCKETT, A. P., CAVANAGH, D. und BROWN, T.D. (1984)
Monoclonal antibodies to the S1 spike and membran proteins of avian infectious bronchitis coronavirus strain Massachusetts M41. J Gen Virol 65, 2281-2286

MOCKETT, A. P. (1985)
Envelope proteins of avian infectious bronchitis virus: purification and biological properties. J Virol Methods 12, 271-278

MODROW, S., FALKE, D., TRUYEN, U. und SCHÄTZL, H. (2010)
Coronaviren. In: MODROW, S., FALKE, D., TRUYEN, U. und SCHÄTZL, H., Molekulare Virologie, Spektrum Akademischer Verlag, 3. Auflage, 246-255

MONREAL, G. (1992)
Adenovirusinfektionen. In: HEIDER, G. und MONREAL, G. unter Mitwirkung von MESZAROS , J., Band I, Krankheiten der Wirtschaftsgeflügel. Ein Handbuch für Wissenschaft und Praxis, Gustav Fischer Verlag Jena, 379-393

MOOS, M. und SELBITZ, H.-J. (2011)
Infektionslehre. In: SELBITZ, H.-J., TRUYEN, U., VALENTIN-WEIGAND, P., Tiermedizinische Mikrobiologie, Infektions- und Seuchenlehre, Enke Verlag in MVS Medizinverlage Stuttgart, 9. Auflage, 40-47

MSD Tiergesundheit (eingesehen 30.07.2012)
http://www.msd-tiergesundheit.de/,
http://www.msd-tiergesundheit.de/species/poultry/produkte.aspx,
http://www.msd-tiergesundheit.de/News/Fokusthemen/Infektioese_Bronchitis/Einleitung_Bronchitis.aspx,
http://www.msd-tiergesundheit.de/News/Fokusthemen/Infektioese_Bronchitis/Aufbau_Struktur.aspx,
http://www.msd-tiergesundheit.de/News/Fokusthemen/Infektioese_Bronchitis/Serotypen.aspx,
http://www.msd-tiergesundheit.de/News/Fokusthemen/Infektioese_Bronchitis/Klinik.aspx,
http://www.msd-tiergesundheit.de/News/Fokusthemen/Infektioese_Bronchitis/Diagnostik.aspx,
http://www.msd-tiergesundheit.de/News/Fokusthemen/Infektioese_Bronchitis/Therapie.aspx,
http://www.msd-tiergesundheit.de/News/Fokusthemen/Infektioese_Bronchitis/IB_Shutzimpfungen.aspx,
http://www.msd-tiergesundheit.de/News/Fokusthemen/Infektioese_Bronchitis/Hygienemassnahmen.aspx,
http://www.msd-tiergesundheit.de/News/Fokusthemen/Infektioese_Bronchitis/Impfprogramme.aspx,
http://www.msd-tiergesundheit.de/News/Fokusthemen/Infektioese_Bronchitis/Imfpung_Legehennen.aspx,
http://www.msd-tiergesundheit.de/News/Fokusthemen/Infektioese_Bronchitis/Imfpung_Masthuehnern.aspx

MÜHLHARDT, C. (2002)
PCR. In: MÜHLHARDT, C., Der Experimentator, Molekularbiologie/Genomics, Spektrum Akademischer Verlag Heidelberg, 3. Auflage, 71-104

MÜLLER, E. (2005)
Klinische Mikrobiologie. In: KRAFT, W. und DÜRR, U. M., Klinische Labordiagnostik in der Tiermedizin Schattauer Verlag, 6. Auflage, 348-352

MULLIS, K. B. and FALOONA, F. A. (1987)
Specific synthesis of DNA *in vitro* via a polymerase-catalyzed chain reaction. Methods in Enzymology 155, 335-350

NAQI, S. A. (1990)
A monoclonal antibody-based immunoperoxidase procedure for rapid detection of infecious bronchitis virus in infected tisses. Avian Dis 34, 893-898

NEUMANN, U. und KALETA, E. F. (1975)
Detection of Newcastle disease virus in chicken tracheal organ cultures by fluorescent antibody technique and by the embryonated egg method. Avian Pathol 4, 227-232

NEWTON, C. R. und GRAHAM, A. (1997)
PCR. 2nd edition Bios Scientific Publishers. Oxford, 1-28

OTSUKI, K., YAMAMOTO, H. und TSUBOKURA, M. (1979a)
Studies on avian bronchitis virus. Resistance of IBV to chemical and physical treatments. Arch Virol 60, 25-32

PAUL EHRLICH INSTITUT (eingesehen 30.07.2012)
http://www.pei.de/cln_101/nn_161774/DE/arzneimittel/impfstoff-impfstoffe-fuer-tiere/gefluegel/gefluegel-node.html?__nnn=true

PFIZER ANIMAL HEALTH (eingesehen 30.07.2012)
https://animalhealth.pfizer.com/sites/pahweb/Pages/Global.aspx,
https://animalhealth.pfizer.com/sites/pahweb/Pages/Poultry_New.aspx

PHILIPP, H. C. und VOSS, M. (2005)
Infektiöse Bronchitis, Typisierungsergebnisse aktueller Feldisolate aus Deutschland. Lohmann Information 3, 1-3

PURCELL, D.A. und CLARKE, J.K. (1972)
The replication of infectious bronchitis virus in fowl trachea. Arch Ges Virusforsch 39(1), 248-56

RAHMANN, A. (2010)
Comparative analysis of current infectious bronchitis virus isolates in primary cell culture systems. Dissertation, 1-19

RANK, F. (2011)
Mycoplasma synoviae – assoziierte Eischalenpoldefekte bei Legehennen. Inaugural-Dissertation, 4-19, 23-30

REDMANN, TH., KALETA, E. F. und HEIDER, G. (1992)
Immunprophylaxe. In: HEIDER, G. und MONREAL, G. unter Mitwirkung von MESZAROS , J., Band I, Krankheiten der Wirtschaftsgeflügel. Ein Handbuch für Wissenschaft und Praxis, Gustav Fischer Verlag Jena, 187-202

RUIZ, J. (eingesehen 30.07.2012)
http://partnersah.vet.cornell.edu/avian-atlas/search/disease

SASSENHOFF, I. (1950)
A new enzootic tracheitis of fowl, Berl Tierarztl. Wochenschr. 10, 224-226

SCHALK, A. F. und HAWN, M.C. (1931)
An apparently new respiratory disease of chicks. J Am Vet Med Ass 78, 413-422

SCHMIDT, U. (1992)
Infektiöse Laryngotracheitis. In: HEIDER, G. und MONREAL, G. unter Mitwirkung von MESZAROS , J., Band I, Krankheiten der Wirtschaftsgeflügel. Ein Handbuch für Wissenschaft und Praxis, Gustav Fischer Verlag Jena, 419-427

SCHUTZE, B., CAVANGH, D. und HERRLER, G. (1992)
Neuraminidase treatment of avian infectious bronchitis virus reveals a hemagglutinating acitivity that is dependent on sialic acid-containing receptors in erythrocytes. Virology 189, 792-794

SELBITZ, H.J. und TRUYEN, U. (1997)
Entwicklungstendenzen. In: SELBITZ, H.-J. und MOOS, M., Tierärztliche Impfpraxis, Ferdinand Enke Verlag Stuttgart, 31-35

SEVOIAN, M. und LEVINE, P.P. (1957)
Effects of infectious bronchitis virus on the reproductive tracts, egg production and egg quality of laying chickens. Avian Dis 1, 136-164

SIDELL, S. G., ANDERSON, R., CAVANAGH, D., FUJIWARA; KLENK, H. D., MACNAUGHTON, M. R., PENSAERT, M., STOHLMAN, S. A., STURMAN, L. und VAN DER ZEIJST, B. A. (1983)
Coronaviridae. Intervirology 20, 181-189

SIMIC, V. (1972)
Investigation of the distribution and localization of Newcastle disease virus and infectious bronchitis virus in the organism of artificially infected fowls by the use of immunofluorescence. Acta Veterinaria, Beograd 22, 201-208

SINGH, V. P., MALIK, B. S. und VERMA, K. C. (1974)
Differentiation of avian bronchitis virus isolated by thermal sensitivity. Avian Dis 22, 440-450

SONG, C. S., LEE, Y. J., KIM, J. H., SUNG, H. W., LEE, C. W., IZUMIYA, Y., MIYAZAWA, T., JANG, H. K. und MIKAMI, T. (1998a)
Epidemiological classification of infectious bronchitis virus isolated in Korea between 1986 and 1997. Avian Pathol 27, 409-416

SONG, C. S., LEE, Y. J., LEE, C. W., SUNG, H. W., KIM, J. H., MO, I. P., IZUMIYA, Y., JANG, H. K. und MIKAMI, T. (1998b)
Induction of protective immunity in chickens vaccinated with infectious bronchitis virus S1 glycoprotein expressed by a recombinant baculovirus. J Gen Virol 79, 719-723

STERN, D. F., BURGESS, L. und SEFTON, B. M. (1982)
Structural analysis of virion proteins of the avian coronavirus infectious bronchitis virus. J Virol 42, 209-218

STERN, D. F. und SEFTON, B. M. (1982a)
Coronavirus proteins: Biogenesis of avian infectious bronchitis virus proteins. J Virol 44, 794-803

STERN, D. F. und SEFTON, B. M. (1982b)
Coronavirus proteins: structure and function of the oligosaccharides of the avian infectious bronchitis virus glycoproteins. J Virol 44, 804-812

TERREGINO, C., TOFFAN, A., BEATO, M. S., DE NARDI, R., VASCELLARI, M., MEINI, A., ORTALI, G., MANCIN, M. und CAPUA, I. (2008)
Pathogenicity of a QX strain of infectious bronchitis virus in specific pathogen free and commercial broiler chickens, and evaluation of protection induced by a vaccination programme based on the Ma5 and 4/91 serotypes. Avian Pathol 37, 487-493

TOTTORI, J., YAMAGUCHI, R., MURAKAWA, Y., SATO, M., UCHIDA, K. und TATEYAMA, S. (1997)
Experimental production of ascites in broiler chickens using infectious bronchitis virus and *Escherichia coli.* Avian Dis 41, 214-220

TRUYEN, U. (2011)
Allgemeine Virologie. In: SELBITZ, H.-J., TRUYEN, U., VALENTIN-WEIGAND, P., Tiermedizinische Mikrobiologie, Infektions- und Seuchenlehre, Enke Verlag in MVS Medizinverlage Stuttgart, 9. Auflage, 388-408

UNIVERSITY OF KENTUCKY, COLLEGE OF AGRICULTURE (eingesehen 30.07.2012)
http://www.ca.uky.edu/smallflocks/Anatomy_and_physiology.html

VAN ROEKEL, H., BULLIS, K. L., FLINT, O. S. und CLARKE, M. K. (1942)
Poultry disease control service. Massachusetts Agricultural Experiment Station. Bulletin 388, 99-103

VAN ROEKEL, H., CLARKE, M. K., BULLIS, K. L., OLESIUK, O. M. und SPERLING, F. G. (1951)
Infectious bronchitis. Am J Vet Res 12, 140-146

VON BÜLOW, V. (1967)
Infektiöse Bronchitis der Hühner. IV. Charakterisierung eines neuen Feldstammes des IB-Virus (IBV 10). Zentralblatt für Veterinärmedizin B 14, 151-162

WANG, L., JUNKER, D., und COLLISSON, E.W. (1993)
Evidence of natural recombination within the S1 gene of infectious bronchitis virus, Virology 192, 710-716

WANG, X. und KHAN, M.I. (2000)
Molecular characterization of an infectious bronchitis virus strain isolated from an outbreak in vaccinated layers, Avian Dis 44, 1000-1006

WINTER, C. (2005)
Charakterisierung des IBV-Spike-Proteins: Bindungseigenschaften und Lokalisation in eukaryotischen Zellen. Dissertation, 1-16, 38, 39-41, 42-50, 58-59, 61-72, 86-87, 91-97

WINTERFIELD, R. W. und HITCHNER, S. B. (1962)
Etiology of an infectious nephritis nephrosis syndrome of chickens. American J Vet Res 23, 1273-1279

WOERNLE, H. (1959)
Diagnose der Infektiösen Bronchitis der Hühner mit Hilfe der Präzipitaions-reaktion im festen Agarmedium. Monatshefte der Tierheilkunde 11, 154-167

WOERNLE, H. (1961)
Impfversuche mit adsorbat-Vakzine bei der Infektiösen Bronchitis des Huhnes. Monatshefte für Tierheilkunde 13, 136-142

WOERNLE, H. (1968)
Probleme der Impfung gegen die infektiöse Bronchitis (IB) des Huhnes. Tier-ärztl. Umschau 23, 58-63

WOERNLE, H. und HAFEZ, H. M. (1992)
Infektiöse Bronchitis. In: HEIDER, G. und MONREAL, G. unter Mitwirkung von MESZAROS , J., Band I, Krankheiten der Wirtschaftsgeflügel. Ein Handbuch für Wissenschaft und Praxis, Gustav Fischer Verlag Jena, 785-815

WYETH, P. J. und CHETTLE, N. J. (1990)
Use of infectious bursal disease vaccines in chicks with maternally derived antibodies. Vet Rec 126, 577-578

XING, J., LIU, S., HAN, Z., SHAO, Y., LI, H. und KONG, X. (2009)
Identification of a novel linear B-cell epitope in the M protein of avian infectious bronchitis coronaviruses. J Microbiol 47, 589-599

ZANELLA, A. und MARTINO, P. A. (1998)
Avian infectious bronchitis in Italy: Persistence of nephropathogenic strains related to serotyp AZ23/74. Proceedings of the III. International Symposium on Infectious Bronchitis and Pneumovirus Infections in Poultry, Rauischholzhausen, 15-18 Juni 1998, 189-197

ZESHAN, B., ZHANG, L., BAI, J., WANG, X., XU, J. und JIANG, P. (2010)
Immunogenicity and protective efficacy of a replication-defective infectious bronchitis virus vaccine using an adenovirus vector and administered in ovo. J Virol Methods 166, 54-59

ZIEBUHR, J. (2010)
Coronaviren. In: DOERR, H. W. und GERLICH, W. H., Medizinische Virologie. Grundlagen, Diagnostik, Prävention und Therapie viraler Erkrankungen, Georg Thieme Verlag Stuttgart, 2. Auflage, 505-515